우 리 가 족
위 암 에 서
구 해 내 기

위암 환자와 가족의 건강관리에
좋은 나침반이 될 것이라 기대합니다.

양한광 | 서울대학교병원 암병원장, 위장관 외과 교수

우리나라는 전 세계 위암 발병 1위 국가입니다. 하지만 사망률은 10위권 밖으로 많은 환자분이 위암을 진단받고도 잘 치료하여 건강하게 살고 있습니다. 보통 수술을 하고 난 후에는 영양보충이 필수적이기 때문에 평상시보다 잘 먹어야 합니다. 그런데 아이러니하게도 위암수술은 위를 잘라내야 해서 수술 직후 충분한 영양보충이 어렵고, 일상 식생활에 적응하기 위해 신경을 써야 하는 것들이 많습니다. 걱정하는 것보다 많은 환자가 잘 적응하게 됩니다만, 실제 환자와 가족들은 많은 질문을 가지고 있습니다. 아시다시피 제한된 외래면담 시간을 고려하면 이런 환자분들의 많은 궁금증을 풀어줄 방안이 필요한 실정입니다.

그동안 출간된 책들은 위암에 대한 전문 지식만을 다룬 책들이거나 위암 환자가 섭취할 수 있는 음식 레시피를 다루는 책들이 대부분이었습니다. 그런데 이 책의 저자는 영양학과 의학 양쪽을 전공하였고 대학병원에서 위암 경험자 클리닉에서 수년간의 진료 경험을 바탕으

로 전문적인 지식을 쉽게 다룰 뿐 아니라, 운동과 영양을 포함한 생활 습관 전반을 통합적으로 다루었습니다.

위암 경험자 본인과 그 가족, 그리고 관련 의료진들에게 추천하고 싶은 책이며, 앞으로도 계속 미래의 발전된 내용을 포함한 환자분들을 위한 최신의 도서로서 더욱 발전될 것을 기대합니다.

위암의 모든 것이 담긴 책,
위암 환자와 가족들이 옆에 두고
언제든 찾아볼 수 있는 책

여에스더 | 예방의학박사, 에스더포뮬러 대표

한국은 위암 환자도 많고, 위암 가족력을 가진 사람들도 많습니다. 전 세계에서 위암 환자들이 가장 많은 나라가 한국이죠. 지금까지 한국인을 위해 위암에 대해 이렇게 통합적으로 다룬 책은 없었습니다. 위암 환자와 그 가족, 그리고 그들을 돌보는 의료진에게도 꼭 한 번 읽어 보기를 추천하고 싶습니다.

위암의 진단과 예방을 위한 관리법, 위암을 진단받았을 때 알아야 하는 의학적 지식과 마음 관리, 그리고 위암을 잘 이겨내고 더 건강해지기 위해 챙겨야 할 영양과 운동, 마음 관리까지 풍부하고 담고 있습니다. 진정 암 환자들의 마음을 읽고 그들에게 도움이 되는 실질적인 조언이 가득한 귀중한 책이라 생각합니다.

위암환자의 치료 여정 동안
평생 동행할 수 있는 책입니다.

박상민 | 서울대학교병원 가정의학과 교수

위암에 대한 국가검진 사업과 치료기술의 발달로 위암 치료를 받는 중이거나 모든 치료를 마치고 5년이 지난 위암 경험자 분들을 진료실에서 많이 만나게 됩니다. 위암 수술을 받은 후 소화가 안 되거나, 살이 붙지 않는 문제로 몸과 마음이 힘든 분들도 있습니다. 위암 재발뿐아니라 다른 암에 대한 예방법은 무엇인지, 암 치료 이후에 심장혈관과 뼈 건강을 어떻게 관리해야 할지, 식사 조절과 영양은 어떻게 해야할지 궁금해하시는 분들도 많습니다. 이 책에는 이러한 질문에 대한 모든 정보를 알기 쉽게 담고 있습니다.

이제 막 위암을 진단받고 어떻게 관리할지 몰라 걱정인 환자들에게는 위암 치료의 의학적 지식을 제공하고 있으며, 위암 치료 중에 발생할수 있는 소화 문제, 그리고 위암 치료 종료 후에 발생할 수 있는 다양한 합병증을 예방하기 위한 건강관리 팁들을 제공하고 있습니다. 이책은 위암 환자의 치료 여정 동안 평생 동행하며 참고할 수 있는 동반자입니다.

우 리 가 족
위 암 에 서
구 해 내 기

이경실 지음

BM 성안북스

머리말

우리나라는 전 세계 국가 중 위암 발생 1위 국가입니다. 또 우리나라에서 가장 많이 발견되는 암 역시 위암입니다. 남녀를 나누어 살펴보면 남성의 암 발생률 1위, 여성의 암 발생률 4위를 차지합니다. 이는 매년 약 3만 명의 위암 환자가 발생하고 있으며, 남성의 경우 약 2만 명, 여성의 경우 약 1만 명의 위암 환자가 발생하고 있다는 것을 뜻합니다.

위암 치료 후, 보통 사람들처럼 지내는 환자들이 점점 많아지고 있습니다. 1990년대까지만 하더라도 위암은 걸리면 대부분 죽는 위험한 병이었습니다. 하지만 2020년대 우리나라의 위암 완치율은 77%까지 상승하였으며, 1기 위암인 경우 완치율이 무려 97%에 해당될 만큼 대폭 상승하였습니다. 국가암검진사업에 위내시경을 도입하여 조기에 발견하는 위암이 많아진 덕분에 생존율이 증가하게 된 것입니다. 이제 위암은 걸리면 죽는 불치병이 아닌, 그저 위암을 경험해 봤던 사람으로 지내게 되는 흔한 암이 되었습니다. 실제로 우리나라에는 30만 명의 위암 경험자들이 살고 있습니다. 그래서 PART I에서는 위암의 진단과 치료, 예방과 관련한 전반적인 내용들을 설명하고 있습니다. 다소 딱딱한 이야기일 수 있으나, 위암을 진단받은 분들은 정확하고 자세한 정보를 궁금해하시기 때문에 최대한 많은 정보를 풍부하게 담으려 노력했습니다.

위암은 조기에만 발견되면 수술로 완치가 가능합니다. 다만, 위의 일부 또는 전체를 잘라내기 때문에 수술 이후에는 늘 소화에 어려움이 있어 식사가 불편할 수 있습니다. 잘라낸 위가 다시 자라지는 않기 때문입니다. 종종 위 절제술 후에 위가 다시 자라는지 물으시는 경우가 있는데, 안타깝지만 남아 있는 위가 자라거나, 생기는 일은 없습니다. 하지만 수술 후 6개월 정도가 지나면 남아 있는 위나 주변 장기인 소장이 적응하여 소화가 예전처럼 될 수 있습니다. 실제로 많은 환자분들이 식사 후 설사, 어지러움, 속쓰림으로 고생을 하고 있으며, 체중이 늘지 않아 늘 고민하면서 지내고 있습니다. 그래서 PART II에서는 수술 후 식사와 관련된 모든 것들을 담았습니다. 불편한 증상이 왜 발생하는지와 속편한 인생을 살아가려면 음식을 어떻게 섭취해야 하는지 설명하고 있습니다. 이는 위암 새내기부터 위암 진단을 받고 30년 이상 지난 환자들 등 다양한 시기의 환자들을 진료하면서 들었던 생생한 고민들에 대한 설명입니다.

위암 경험 후에는 합병증 관리가 매우 중요합니다. 위암을 진단받고 수술을 하게 되면, 일반인들처럼 20년, 30년, 혹은 그 이상을 살아가게 되기 때문입니다. 그러나 수술 직후만큼은 아니지만 소화 문제로 늘 고민하고, 이로 인한 영양 부족으로 골다공증이나 빈혈과 같은 합병증을 갖기도 합니다. 그러므로 위암 진단 및 수술 이후에 생기는 문제와 그 예방법을 잘 알고 실천하는 것이 매우 중요합니다. 그래서 PART III에서는 위암 수술 후 생길 수 있는 다양한 합병증과 추가로 생길 수 있는 암, 그리고 정신건강을 자세하게 다루었습니다.

위암 검진을 받으러 오는 환자들부터 위암을 치료하고 30년이 넘은 환자분들까지 그리고 이들의 보호자와 가족력으로 염려하고 있는 다양한 사람들까지, 그동안 상담하고 진료했던 경험들을 최대한 이 책에 담으려고 노력했습니다. 작은 이 책 한 권이 누군가에게는 제대로 된 정보를, 누군가에게는 큰 위로가 되길 간절히 기도합니다.

차례

PART 1

위암 예방·진단·수술과
치료에 관한 모든 것

INTRO

조상모씨는 40대 후반 남자이다. 모친이 위암이 있었기 때문에 늘 위암이 생길 수도 있다는 걱정과 함께 '위암도 가족력이 있다는데, 위암에 걸리지 않으려면 어떻게 해야 할까?' 하는 고민을 하였다.

헬리코박터균이 위암을 일으킨다고 해서 위장에 좋다는 요구르트도 챙겨 먹고, 양배추도 많이 먹으려고 노력하였다. 그런데 이번 내시경을 통해 발견된 용종으로 인해 조직 검사를 진행하였고, 검사 결과, 위암으로 판명되었다. 올 것이 온 것이지만, 억울하기도 하였다. 나름 건강 관리를 잘하고 있다고 자부하고 있었기 때문이다. 그러면서 '역시 타고나는 것은 어쩔 수 없나?' 하는 생각과 함께 딸에게도 위암의 걱정을 안기는 것 같아 괜히 미안해졌다.

위암 외과 수술 집도의는 암 조직이 위상부에 있지만, 초기에 잘 발견된 조기 위암이라 항암 치료는 하지 않아도 되고, 수술만 받으면 된다고 하였다. 정확히 어떤 말인지 귀에 들어오지는 않았지만, 조기 위암이라고 하니 운이 좋은 것 같았다. 다행히 수술 역시 잘 진행되었다. 그러나 위 전절제술을 진행하였기에 조상모씨의 몸속에는 이제 위가 없다.

입원실 옆 침대에 다른 위암 환자가 있었다. 조상모씨보다 훨씬 연배가 있는 어르신이었다. 이 어르신은 진행성 위암이라 퇴원을 해도 항암 치료를 계속 해야 돼서 걱정이라고 하였다. 그도 그럴 것이 영화나 드라마를 통해서 항암 치료를 하는 주인공의 머리카락이 전부 빠지고, 구토를 하는 모습을 자주 보았기에 항암 치료를 하라고 하면 절망스러울 것 같았다. 그런데 옆 침대 어르신은 조상모씨보다 훨씬 많이 진행된 위암인데도 불구하고 위를 다 잘라내지 않고 부분 절제만을 했다고 한다. 조상모씨는 항암 치료도 필요 없는 조기 위암인데도 위를 다 드러내고, 어르신은 항암 치료를 해야 하는 진행 위암인데 부분 절제만을 진행한 것이다. 혹시 의사가 조상모씨랑 어르신을 혼동한 것은 아닐까?

'위암 가족력이 있으면 위암은 피해갈 수 없는 것일까?', '또 자녀에게 위암이 생기지 않게 하는 방법은 없을까?', '조상모씨는 조기 위암인데 위 전절제술을 받았고, 옆 침대 어르신은 항암 치료까지 해야 하는 진행 위암인데, 왜 부분 절제를 했을까?', '항암 치료를 하면 머리가 빠지고, 고생을 많이 할까?'

위 질문들은 대부분의 위암 환자들이 갖는 궁금증이다. 지금부터 그 이야기를 해 보자.

CHAPTER 01

내가 위암이라고?

위암이라지만, 나는 전혀 증상이 없는데?

대부분 위내시경을 하면서 시행한 조직 검사에서 위암으로 판명된다. 그리고 그 결과를 환자들에게 설명하면, "나는 아무 증상이 없는 걸요? 위암이면 소화 불량에 살도 빠지고 그런 거 아닌가요?"라며 검사 결과에 의문을 품는다. 물론, 위암과 관련된 증상에는 소화 불량, 식후 명치 불편감, 구역, 구토, 피로감, 위장 출혈로 인한 혈변 등이 있지만, 이러한 증상이 느껴진다면 대부분 3기 이상으로 많이 진행된 상태이다. 사실 모든 암을 통틀어 가장 흔한 증상이 바로 '무증상'이다. 실제 조기 위암 환자들의 80%가 무증상이며, 증상이 느껴지기 시작하면 대부분 늦은 경우가 많다. 따라서 별다른 증상 없이 위암을 발견했다면 정말로 운이 좋은 사람이다.

조직 검사에서 위암?
다시 확인하고 싶다

위내시경을 하면서 시행한 조직 검사에서 위암이라고 나왔을 때 당연히 모든 환자들은 믿을 수 없다는 반응을 보인다. 그리고 '혹시 검체가 바뀐 것은 아닐까?', '단 한 번의 검사로 확실히 말할 수 있을까?' 하는 의구심이 생길 수 있다. 그래서 조직 검사를 다시 해 보고 싶다고 하는 경우나, 다른 병원에 가보고 싶다고 하는 경우도 있다. 하지만 조직 검사를 다시 해 보는 것은 아무런 의미가 없다. 조직 검사를 다시 하게 되면 대부분은 암이 아닌 '궤양성 변화'로 판독이 나온다. 이미 조직 검사를 하면서 표면에 있는 암 조직의 일부가 제거되었고, 손상된 조직은 염증 반응 중에 있기 때문이다. 그러므로 두 번째 조직 검사에서 암이 아닌 다른 소견을 보이더라도 암이 아니라고 말할 수 없다. 따라서 이전에 시행한 조직 검사 결과가 더 유효하다. 안타깝지만 조직 검사에서 위암으로 한 번이라도 판명되었다면 위암으로 확정할 수 있다.

그렇다면, 위암은 무엇인가?

위암은 간단히 말해 위에 생기는 암이다. 조금 찾아본 사람이라면 암의 이름이 한 가지가 아니고 여러 가지라는 것을 알고 있을 것이다.

위암의 종류

종류	발생 위치
위선암	위 내부, 즉 음식물이 닿는 선세포에서 발생 (음식물이 닿는 곳 대부분은 '선세포'로 구성되어 있음)
림프종	위 가장 바깥쪽에 있는 림프 조직에서 발생
간질성 종양	위 주변의 신경이나 근육 조직에서 발생
신경내분비암	호르몬을 분비하는 조직에서 발생

위도 마찬가지로 위 내부의 암세포 발생 위치별로 네 가지의 종류가 있다.

이 네 가지 위암 중에서도 압도적으로 많이 발생(98% 이상)하는 위암이 바로 '위선암'이다. 그래서 만약 의사가 위암이라고 진단하였다면 그건 위선암을 의미한다. 나머지 암으로 확인되었을 때는 보통 각각의 이름으로 알려준다. 이제부터 이야기하는 위암들도 모두 위선암에 관한 이야기이다.

위암은 어떻게 생길까?

위는 여러 층으로 나뉘어져 있다. 위선암은 점막층에서 시작하는 암

위벽의 구조

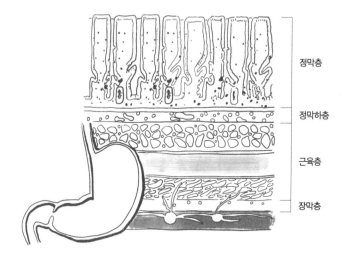

점막층

점막하층

근육층

장막층

인데, 점막mucosa은 섭취한 음식물이 내려와 닿는 위 내부의 표면을 말한다. 그 아래층을 순서대로 점막하층submucosa, 근육층 muscularis propria, 장막하층subserosa, 장막층serosa이라고 한다. 위벽stomach은 이렇게 5층으로 이루어져 있다고 하기도 하고, 장막하층과 장막층을 묶어서 4층으로 이루어져 있다고 하기도 한다.

흔히 위암이라 하는 위선암은 항상 음식물을 포함한 외부 물질이 닿는 점막 세포에서 시작하여, 점막 → 점막하층 → 근육층 → 장막하층 → 장막층으로 깊이 파고 들어간다. 장막층까지 침범하면 위 바깥으로 암세포가 이동할 수 있다. 즉, 전이가 될 수 있는 것이다. 위의 가장 바깥쪽에 있는 림프절에 암세포가 도착하면 림프절 전이가 되고, 주변의 다른 장기로 이동할 수도 있다. 간, 췌장, 비장, 대장 등을 직접 침범하거나, 혈관이나 림프관을 타고 간, 폐, 뼈 등 멀리 떨어진 장기로 옮겨가 자라는 경우도 있다. 이를 '원격 전이'라 한다. 또 위의 가장 바깥 막인 장막층을 뚫고 암세포가 뱃속에 퍼지면 복막 전이가 된다.

위암이 되기 전에 알 수 없을까?

위암이 되기 전에 미리 알 수 있는 방법이 있다. 바로 정기적인 위내시경 검사이다. 대부분의 위암은 점막에서 시작되기 때문에 위 내부를 미리 확인하는 것이 중요하다. 따라서 위내시경 검사를 정기적으로 실시해야 한다. 서양인 중에는 평생 동안 위내시경을 한 번도 안하는 경우가 있을 수 있지만, 우리나라 사람은 반드시 위내시경 검사를 정기적으로 받아야 한다. 2000년대 초반까지만 해도 우리나라에서 암으로 인한 사망 원인 1위는 위암이었다. 물론 현재도 위암은 우리나라의 암 발생 1위를 차지하고 있다. 또 전 세계 위암 발생 1위 국가 역시 한국이다. 그래서 국가적 차원에서 2년에 한 번 40세 이상 전 국민을 대상으로 위내시경을 만원이 안 되는 돈만 내면 받을 수 있게 해 주고 있다. 반드시 활용해서 정기적으로 위내시경을 받고, 위염이 심하다는 이야기를 듣게 되면 위암 예방을 위한 생활 습관을 실천하면서 관리해야 한다. 위암 예방을 위한 생활 습관은 다음 장에서 다룬다.

CHAPTER 02

위암은 식생활과 밀접한 병

왜 위암에 걸렸을까?

진료실에서 위내시경 조직 검사를 통해 위암이 나왔다고 말하면, 듣는 환자들의 반응은 정말 다양하다. 가족 중에 위암이 있는 환자들은 '드디어 올 것이 왔구나.' 하기도 하고, 어떤 환자들은 "소화에 아무 문제가 없었는데, 혹시 검사 결과가 바뀐 거 아닙니까?" 하기도 한다. 또 위암에 걸린 사람들의 공통점이 있다. 대부분이 탕이나 찌개, 불에 바짝 태운 육고기를 즐겨 먹는다. 즉, 짠 음식을 자주 먹는 사람들인 것이다. 위는 음식을 포함한 외부 물질을 직접 만나는 장기이기 때문에 위암 원인의 대부분은 식생활과 밀접하다.

위암에 걸려도
위암의 원인은 알아야 한다

요즘은 위암을 조기에 발견하는 경우가 많다. 심지어 수술이 아닌 내시경적 점막 절제술만을 받기도 한다. 또 위치에 따라 다르지만 일부 환자들의 경우 부분 절제술만을 받기도 한다. 그렇기 때문에 본인의 위암 발생 원인에 대해서 자세하게 알려고 하지 않는다. 하지만 위암이 왜 생겼는지 알고 있는 것은 조기에 위암을 발견한 환자들에게도 매우 중요하다. 이를 고민하지 않으면 남은 위에서 위암이 재발할 수 있기 때문이다. 더군다나 위암 가족력이 있는 경우 위암 발생 위험이 2~3배 높기 때문에 자녀들의 위암 예방을 위해서도 알아 둘 필요가 있다.

서양에서의 위암,
이것을 계기로 줄었다

미국이나 유럽과 같은 서구에서도 예전에는 위암이 많이 발생하였다. 그런데 한 가지 발전을 계기로 위암 발생이 급격하게 줄어들었다. 바로 냉장고의 보급이다. 냉장고가 없던 시절, 서양사람들은 음식을 오랜 기간 보존하기 위해 소금에 절여 보관하였다. 그렇기 때문에 식사를 할 때마다 짠 음식을 먹을 수밖에 없었고, 그 결과 위암이 발생하였던 것이다. 그러나 냉장고의 보급으로 서양 사람들의 대부분이 신선 식품을 먹을 수 있게 되었고, 자연스럽게 위암 발생이 확연히 줄어들게 되었다. 그렇다면 우리나라는 어떤가? 냉장고는 집집마다 김치냉장고까지 포함하여 보통 2대씩 있지만, 냉장고 안에는 김치를 비롯한 다양한 절임 음식이 들어있다. 즉, 절임 음식을 냉장 보관하면서 먹고 있는 것이다. 위암 예방에 가장 중요한 것이 바로 식습관이다. 따라서 절임 음식은 피하고 신선 식품을 먹는 것이 중요하다.

짠 음식을 멀리하는 것이
위암 예방의 지름길!

위암 발생 국가 1위는 우리나라이고, 2위는 몽골, 3위는 일본이다. 특히 한국과 일본에서 위암 발생이 높게 나타나는 것은 식습관의 영향이 크다. 서양 의사들이 보았을 때 우리나라는 맵고 짜게 먹는 문화이고, 일본은 달고 짜게 먹는 문화이다. 또 두 나라 모두 간장과 소금을 즐겨 먹는다. 간장, 된장, 고추장과 같은 양념장은 좋은 식재료이지만, 발효 과정을 거치면서 유해한 물질도 함께 생성되리라 생각한다.

　짜지 않게 먹는 가장 손쉬운 방법은 국이나 탕, 또는 찌개의 국물을 먹지 않는 것이다. 실제 위암 환자들 중, 국에 밥을 말아먹거나 탕이나 찌개 국물을 즐겨먹는 사람들이 많다. 맛있는 국물은 모두 소금과 간장으로 맛을 내는 것이다. 가끔 환자들이 이런 이야기를 한다.

"미국 과자 먹어봤어요? 진짜 짭니다. 우리나라에는 그렇게 짠 과자가 없어서 다행이다 할 정도로 완전 소금 소태예요."

이처럼 매우 짠 음식을 먹는 나라는 많지만 중요한 차이가 있다. 다른 나라의 짠 음식은 뜨거운 국물이 아니기 때문에 실제 사용된 소금 양에 비례해서 짠 맛이 난다. 그래서 많이 먹을 수가 없다. 그러나 우리나라는 대부분이 뜨거운 국물에 매콤한 고추장이나 소금을 사용하여 맛을 낸다. 보통 시원하다고 느끼는 뜨끈뜨끈한 국물을 식었을 때 먹어보면 정말 짠 국물이라는 것을 알 수 있다. 또 고추장, 설탕 양념이 듬뿍 들어가 있는 비빔밥도 매우 짠 음식인데, 잘 느끼지 못하고 먹는다. 비빔밥, 칼국수, 김치찌개 1인분에는 하루에 필요한 나트륨이 다 들어있다.

적게 먹으면 좋은 것이 바로 각종 장아찌와 젓갈 반찬 등의 염장 식품이다. 다양한 밑반찬이 있는 식문화는 우리나라만의 독특하고 고유한 문화적 특성이지만, 대부분 짠 것이 문제이다. 아무리 좋은 재료라도 소금이나 간장에 절여 먹는다면 역효과가 생길 수 있기 때문이다. 부디 재료 그대로, 신선 식품을 최소한의 조리만으로 즐겨 먹길 바란다.

가공육을 멀리하는 것도 중요하다

햄, 베이컨, 소시지와 같은 가공육은 가공 과정에서 아질산염이 포함

된다. 아질산염은 우리 위장 안에서 아민amine이나 아마이드amide와 결합하여 질산 나이트로소N-nitroso 화합물로 치환되는데, 이는 위암을 일으킬 수 있는 발암 물질이다. 특히, 가공육에는 이러한 아질산염의 함량이 높을 뿐 아니라, 염분의 함량도 높은 경우가 많아 가급적 섭취를 줄이는 것이 바람직하다.

훈연 식품도 줄이자

훈연을 시킨 육류나 생선의 경우, 훈연 과정 중에 발암 물질의 일종인 다환방향족탄화수소PAH(polycyclic aromatic hydrocarbon)가 생성될 수 있다. 또한 훈연 과정 중에 대부분의 육류나 생선은 소금에 절여지게 되는데, 이로 인해 위장 안에서 질산 나이트로소N-nitroso 화합물이 생성된다. 물론 아직까지는 훈연 식품이 위암의 발생률을 높인다는 사실에 대해 명확한 증거가 있는 것은 아니지만, 소금 절임까지 고려하면 최소한으로 섭취하는 것이 바람직하다.

불에 태운 고기도 위암을 일으킬 수 있다

단백질 식품을 구워서 먹을수록 위암 발생 확률이 높다는 연구들이 있다. 단백질이 불과 직접 만나면 벤조피렌benzopyrene이 생길 수도 있는데, 이것 역시 발암 물질이다. 프라이팬에 구워 먹다가 타는 경우를 말하는 것은 아니고, 불에 직접 닿아서 굽게 되는 직화 방식이 위험한 것이다. 가급적이면 숯불 직화 구이를 피하시는 것이 위암 예방에 도움이 된다.

헬리코박터균 감염도
중요한 위암 발생 원인이다

위내시경을 하고 헬리코박터 파이로리Helicobacter pylori 세균이 있으니, '제균'하라는 이야기를 듣는 경우가 있다. 제균이란, '세균을 없애 버리기 위해 항생제를 먹는 것'을 의미한다. 헬리코박터균에 감염된 경우 위암 발병 위험률이 3~6배로 높아지는 것으로 알려져 있다. 그 외에도 헬리코박터균은 급성 위염, 만성 위염, 위·십이지장 궤양 등을 일으킬 수 있다. 물론 모든 헬리코박터균을 반드시 제균할 필요는 없다. 항생제를 장기간 복용하는 것에 따르는 부작용도 있기 때문이다. 하지만 제균 치료를 받는 것이 미래의 위암 예방에 많은 도움이 된다.

CHAPTER 03

위암은 예방이 가능한 암

도대체 뭘 먹어야 하나

국물 요리도 먹지마라, 밑반찬도 먹지 마라, 직화 구이 고기도 먹지 마라, 햄도 먹지 마라. 그럼 도대체 '뭘 먹으라는 건가?'라는 생각이 들 수도 있다. 가장 중요한 것은 신선 식품을 최소한만 조리해서 먹는 것이다. 즉, 채소와 과일, 생선과 고기, 계란, 잡곡류 모두 골고루 먹되, 양념을 많이 사용하지 않고, 탕이나 찌개 형태가 아닌 찜, 데치기, 짧은 시간 볶음 정도의 조리만으로 식품 자체의 맛을 극대화해서 먹는 것이 가장 좋다. 물론 인생에서 밥을 챙기는 것이 가장 우선순위는 아니기에 비현실적일 수 있다. 그렇다면 일단 국, 탕, 찌개의 국물이라도 먹지 말자. 숟가락이 아닌 젓가락을 이용해서 건더기 위주로 식사를 하는 것이다. 그리고 밑반찬 위주의 식사가 아닌 두부나 어육류를 활용한 메인 반찬을 항상 먹도록 하자.

고기를 많이 먹으면 암에 걸린다던데?

TV에서 고기를 먹으면 암이나 중풍에 걸린다고 해서 채식주의자가
되었다는 환자들이 종종 있다. 이 같은 채식주의 환자들에게 건강을
위해 신선한 어육류를 삶거나 간단히 구워서 먹으라고 권유하면, 대
부분이 선뜻 대답하지 않고 고민과 걱정에 빠진다. 사람은 단백질 없
이 건강하게 살 수가 없다. 단백질은 우리 몸이 저장할 수 있는 영양
소가 아니기 때문에 매일 먹어주어야 한다. 이때 이 단백질을 모두 육
고기로 채운다면 심혈관 질환이나 암 발생 위험이 올라갈 수도 있다.
그러나 아예 먹지 않아도 심혈관 질환이나 암 발생 위험은 높다. 따라
서 적정량 섭취하는 것이 가장 중요하다. 육고기의 경우 남자는 매일
150g, 여자는 매일 100g 정도 섭취하는 것이 건강에 도움이 된다. 실
제 어떻게 먹을지는 뒤에서 자세하게 다루고 있다.

위암 가족력, 대부분은 위암 유전자가 아닌
식습관을 물려주는 것

위암과 유전적 요인은 다양한 연구에서 관련이 있다고 확인되었는

데, 아직까지 확실하고 명확한 이유는 밝혀지지 않았다. 그럼에도 위암 환자들 중에는 부모 중에 위암이 있는 경우가 많고, 실제 위암 발생 확률도 일반 사람에 비해 2~3배 높다. 이러한 결과를 두고 많은 의사와 연구자들은 위암의 발생은 유전자를 물려주기 보다는 가족 내의 식생활 습관을 공유하는 것에서 기인한다고 보고 있다. 즉, 부모가 짠 음식을 반찬으로 많이 먹으면 자녀도 어릴 때부터 자연스레 짠 음식에 길들여지게 되는 것이다.

최소 2년에 한 번 위내시경,
가족력이 있다면 매년 위내시경을 받자

1990년대 말까지 암으로 인한 사망 1위는 위암이었다. 그러다가 1999년에 국가암검진사업의 일환으로 위암 검진이 도입되었다. 현재 우리나라는 40세 이상 전 국민에게 2년에 한 번 검사비의 10%만 지불하면 위내시경을 받을 수 있게 해 주고 있으며, 의료 급여 수급자라면 그마저도 국가에서 모든 비용을 지불해주고 있다. 덕분에 위암은 이제 걸리면 죽는 암이라는 오명에서 벗어났다. 효과적으로 조기에 발견할 수 있게 된 것이다.

실제 위내시경 검진을 받은 사람은 최대 65%의 위암 사망률 감소 효과가 있다. 그러므로 2년에 한 번씩 위내시경을 받으면, 설령 위암이 생기더라도 아주 조기에 발견할 수 있어 완치할 수가 있다. 위를

국가 위암검진

만 40세 이상 남녀는 증상이 없어도 2년마다 위내시경 검사를 받습니다

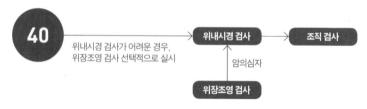

검사 항목	10% 본인부담 비용	대상자
문진 및 진찰, 상담	692원	
위장조영 검사	4,638~5,199원	만 40세 이상 남녀
위내시경 검사	6,987원	
조직 검사	4,370~6,570원	

보는 검사로 위장조영촬영 검사도 있으나, 가능하면 정확한 검진을 위해 위내시경을 받는 것이 좋다. 위내시경이 위장조영촬영 검사보다 위암 사망률을 2배 이상 낮출 수 있기 때문이다. 위암 발생은 보통 40대에 급격히 올라가기에 만 40세부터 위암 검진을 위해 위내시경을 하도록 권유하고 있다. 만약 위암 가족력이 있는 경우라면 30대부터 한두 번 개인 종합 검진을 통해 위내시경을 정기적으로 받을 것을 권유하며, 소화 장애 등의 증상이 있는 경우라면 더 이른 나이라도 의사와 상담하여 위내시경을 받아 보길 권유한다. 또한 이미 위암에 걸렸

는데 국가에서 해 주는 암 검진 정보가 무슨 도움이 될까 생각하는 사람들도 있을 수 있다. 그런데 이 정보는 위암 환자들도 반드시 알아야 하는 정보이다. 우리나라에는 암을 진단받으면 국가에서 진료비의 대부분을 부담해 주는 '산정 특례 제도'가 있다. 보통 이 기간은 암의 생존율을 이야기하는 5년 정도이다. 그래서 위암 수술 후 5년이 지나면 위암 수술 집도의 교수진이 '이제 오지 않아도 된다', '집 근처에서 검진 받으면서 잘 지내면 된다'라고 하는 경우가 많다. 즉, 위암 진단 5년 후부터 다시 병원이 아닌 집 근처 검진 센터에서 위내시경을 하게 되기 때문에, 그때 국가검진제도를 활용하면 된다.

CHAPTER 04

위암의 치료,
위암 병기와 발생 위치에 따라 정해진다

나에게 생긴 위암, 죽게 될까?

그렇지 않다. 만약 조기 위암이라면 대부분 수술만으로 완치가 가능하며, 진행성 위암의 경우에도 수술 후 보조 화학 항암 치료를 받으면 잘 지낼 수 있다. 혹시 원격 전이가 있어 수술이 어렵고 전신 항암 치료를 받게 된다면 좀 더 주의해서 치료에 임해야 한다.

위암의 위험도는 병기로 정한다

암이 생겼다고 하면 흔히 몇 기냐고 물어본다. 의사들은 이것을 '병기'라고 이야기하는데, TNM(Tumor, Node and Metastasis Classification)

위암의 병기 모식도

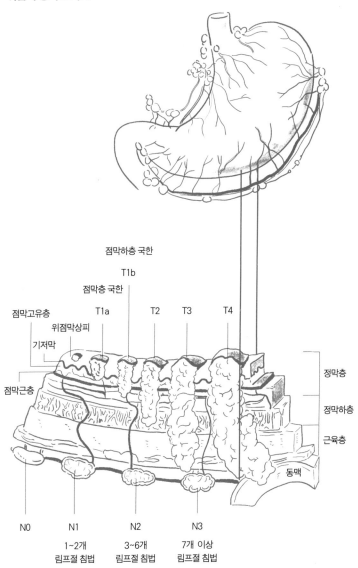

점막하층 국한
T1b

점막층 국한
T1a   T2   T3   T4

점막고유층
위점막상피
기저막

점막근층

정막층

정막하층

근육층

동맥

N0   N1   N2   N3

1~2개
림프절 침범

3~6개
림프절 침범

7개 이상
림프절 침범

분류라는 국제적 분류법을 통해 이를 결정한다. T인자는 암 조직의 침윤 정도로 정하고, N인자는 위 주변에 분포하는 림프절 전이의 개수, M은 복막, 멀리 있는 림프절(원격 림프절), 간, 폐, 난소, 뼈 등에 위암 세포 존재 여부로 정한다. 위암의 병기는 TNM을 종합하여 1기부터 4기로 나누며, 병기가 높을 수로 병의 예후가 좋지 않다는 것을 의미한다.

위암은 가능하면 수술이
제1의 치료 원칙이다

우리나라는 위암 수술과 관련하여 많은 경험과 데이터들이 축적되어 있다. 이를 바탕으로 2018년 〈한국 위암 치료 가이드라인 2018〉이라는 진료 지침의 개정이 있었으며, 위암을 진료하는 의사들은 이를 기반으로 위암을 치료·관리하고 있다. 위암을 치료하는 방법은 수술, 항암 화학 요법, 면역 치료, 방사선 치료 등이 있으며, 완치는 수술을 통해서만 가능하다. 그리고 수술 후 필요에 따라 항암 화학 요법이나 방사선 치료, 면역 치료 등을 추가로 받는다. 가끔 암이 많이 진행되어 수술이 불가능한 경우 수술 없이 전신 항암 치료를 선택하기도 한다.

위암 병기 1기는
수술만으로 완치가 가능하다

위암은 1기부터 4기에 해당하는 병기로 분류하기도 하지만, 조기 위암과 진행 위암으로 나누기도 한다. 조기 위암은 위 내부 표면 가까이에 위치하여, 점막층과 점막하층을 넘지 않은 암을 의미하며, 병기로 치면 1기이다.

위암 병기 1기 중에는
수술이 필요 없는 경우도 있다

조기 위암 중에서도 아주 초기에 발견되어 암 조직의 크기가 매우 작고, 위벽 침범도 거의 없으면서 암세포의 분화도가 좋으면, 수술이 아닌 내시경적 절제술을 해 볼 수가 있다. 다만, 내시경적 절제술은 영상 검사 등에서 림프절 전이가 없을 것으로 판단하고 하는 것이지만, 엄밀하게는 림프절 전이 여부를 직접 확인하지 못하기 때문에 종종 위암이 재발하는 경우가 있다. 특히 분화가 좋은 위암이 오히려 분화가 나쁜 위암보다 재발률이 높다고 알려져 있기 때문에 위암을 진단받고 내시경적 절제술을 하게 된다면, 주기적으로 위내시경을 통한 추적 관찰이 필요하다.

위암 내시경 수술 장면

위암 중 수술이 아닌 내시경적 시술이 가능한 경우

1. 점막층에 한정되어 있는 위암

2. 크기가 작은 위암

   ▶ 튀어나온 모양(융기형)에서는 병변의 크기가 2cm 이하인 경우

   ▶ 오목하게 들어간 모양(함몰형)에서는 병변의 크기가 1cm 이하인 경우

3. 조직 검사상 분화형이 좋은 조기 위암

위암 병기 2기와 3기는
수술과 보조 항암 약물 치료가 필요하다

위암 병기 2, 3기는 조기 위암이 아닌 진행성 위암이라고 한다. 이 경우 수술을 하면서 보이는 병변을 완전히 제거했다 하더라도 남아 있는 미세한 암세포에 의해 위암이 재발할 가능성이 있다. 만약 위 절제술만을 진행하였다면 위암의 재발 확률은 2기는 20%, 3기는 50% 정도가 된다. 즉, 2기 위암 환자가 위 절제술만 하고 보조 항암 약물 치

위암 병기별 치료 개요

병기	치료 개요
1기	수술(일부 내시경적 시술로 가능)
2기, 3기	수술 후 보조 항암 약물 치료
4기	항암 약물 치료, 일부에서 표적 치료제나 면역 치료제
※ 위암의 방사선 치료는 특수한 경우에만 진행	

료를 받지 않으면, 5명 중에 1명은 위암이 재발하고, 3기 위암 환자의 경우에는 2명 중 1명이 위암이 재발한다는 것이다. 따라서 위암 2기나 3기라면 위암의 재발을 방지하기 위해 수술 후 보조적 항암 약물 치료를 받아야 한다. 항암 약물 치료제는 주사제도 있고, 알약 형태도 있다. 또 다양한 약제들이 꾸준히 개발되고 있다. 종양내과 의사는 여러 약들 중에서 효과, 환자의 나이, 병기, 건강 상태, 발생 가능한 부작용 등을 고려하여 처방한다.

위암 병기 4기는
전신 항암 약물 치료가 필요하다

위암 병기 4기는 암세포가 위에 국한하지 않고 멀리 떨어진 다른 장기에 전이가 된 경우이기 때문에 수술을 통해 암 조직을 완전히 제거하기는 어렵다. 이 경우 수술보다는 고식적 전신 항암 약물 치료를 받게 된다. 또 원격 전이는 없지만, 암 덩어리가 너무 큰 경우 암 조직이 줄어들길 기대하고 항암 약물 치료를 먼저 해보기도 한다.

위암에서 방사선 치료는
거의 하지 않는다

방사선 치료는 위암 환자들에게 잘 하지 않는 치료이다. 많은 데이터에서 수술 및 항암 약물 치료 후에 추가적으로 방사선 치료를 한 환자들과 추가 방사선 치료를 받지 않는 환자를 비교했을 때 위암 재발 정도에 차이가 없었다. 그래서 위암 환자에게 방사선 치료는 일반적으로 하는 치료법은 아니다. 다만 위 부분 절제를 했거나 주변 림프절 전이가 많아 재발 위험이 매우 높은 경우 보조 화학 항암 치료 후 방사선 치료를 고려한다. 그리고 때때로 원격 전이가 있는 4기에서 암성 통증과 같은 증상을 줄이기 위한 목적으로 사용하기도 한다.

CHAPTER 05

위 절제술은 전절제와
부분 절제 중에 정한다

나는 1기라면서 전절제를 하고,
옆 침대 환자는 3기라는데 부분 절제를?

이번 제목은 위암을 조기에 진단하여 위암 외과로 의뢰를 했던 환자
가 실제 한 질문이다. 이 환자와 마찬가지로 위암을 조기에 발견하면
수술을 하지도 않는다는데, 그럼 조금만 잘라야지, 왜 전체를 다 들어
내는 건지 의아해하는 사람들이 있을 것이다. 사실 위 절제의 범위는
암 조직의 병기로 정하는 것이 아니다. 바로 위암 조직의 발생 위치에
따라 정해진다. 안타깝지만 1기더라도 위의 상부에 암이 생기면 보통
전절제를 받게 된다. 또한 위의 상부에 암 조직이 있다면, '상부만 부
분 절제를 하면 되지?'라고 생각할 수도 있다. 아주 예전에는 의사들
도 그렇게 생각했었다. 그런데 상부 부분 절제를 받은 환자들의 경우

수술 후에 24시간 음식이 역류되는 심각한 부작용과 이로 인한 합병증으로 도저히 살 수가 없었다. 결국 위 전절제술을 다시 받아야 하는 상황이 생겨 이제는 상부 위암은 아주 소수의 경우를 제외하고는 전절제가 표준 수술법으로 자리 잡게 되었다. 옆 침대에 누워있던 환자는 3기이지만 위암이 위의 하부에 존재해서 부분 절제가 가능하였던 것이다. 다만, 1기인 환자는 보조 항암 약물 치료 없이 지내게 되고, 옆 침대 3기인 환자는 평생 보조 항암 약물 치료를 받게 될 것이다.

내가 어떤 수술을 받았는지 알고 있으면 앞으로 관리가 쉬워진다

위암 수술을 받은 사람들은 대부분 본인이 받은 세부적인 위암 수술명을 기억하지 못한다. 또 수술 직후 자신의 위가 어떻게 잘렸는지, 수술은 잘 된 것이 맞는지 궁금해하는 사람들은 많지만, 남아 있는 장기들과 어떻게 붙였는지는 생각하지 못한다.

위암 수술 후에는 거의 모든 환자들이 소화 장애, 어지러움, 또는 설사 등의 불편함을 경험한다. 이때 의사가 환자에게 본인이 어떤 위절제술을 받았고, 남아 있는 장기와 어떻게 붙였는지, 그래서 어떤 변화가 생기게 되는지 설명하면, 그제서야 먹는 것을 관리하는 원리를 이해하게 된다. 사실 자신이 받은 위암 수술이 어떤 것인지 알고 있으면, 식사 후에 왜 설사와 어지러움이 생기는지 이해가 되고, 어떻게 하면 생기지 않는지도 이해가 되어 관리하기가 훨씬 쉬워진다.

　그럼 이제 위암 수술에 대해 알아보자. 위암 수술은 세 단계에서 방법이 달라진다. 각 단계에서 선택의 근거는 위암 조직의 발생 위치와 병기이다. 첫 번째 단계는 '복강 접근 방법', 두 번째 단계는 '위와 주변 림프절 절제 방법', 세 번째 단계는 '남아 있는 소화관 재건 방법'에 따라 달라진다.

수술 1단계는
복강 접근 방법에 따라 정한다

복강에 접근하는 방법에 따라 '개복 수술', '복강경 수술', '로봇 수술'로 나뉜다. 첫 번째 방법은 개복 수술이다. 개복 수술은 1880년대 독일의 외과 의사 빌로스Billroth가 개복을 통해 위 절제술을 시행한 것을 계기로, 그때부터 지금까지 가장 보편적으로 시행되고 있는 수술법이다.

　두 번째 방법은 복강경 수술이다. 복강경 수술이란 배를 칼로 크게 열어야 하는 개복 수술과는 달리, 배에 몇 개의 구멍만을 뚫어 관을 넣는 수술법이다. 구멍으로 넣은 관의 끝에는 집게와 칼 등이 들어가고, 배 중간은 좀 더 크게 잘라 나중에 자른 위를 꺼낸다. 이 복강경 수술은 개복 수술보다 수술 후 회복이 빠르고 통증이 적은 장점이 있어, 요즘에는 복강경 수술이 가능하다면 대부분 복강경 수술을 선호한다.

위암 로봇 수술 장면

따라서 조기 위암은 복강경 수술이 대부분이다. 하지만 암의 병기가 높거나 몸의 구조나 위암 조직의 위치가 복강경으로 접근이 어려운 경우에는 개복 수술을 하게 된다.

세 번째 방법은 로봇 수술이다. 로봇 수술이라고 해서 로봇이 직접 수술을 진행하는 것은 아니다. 복강경 수술처럼 수술 도구는 의사가 직접 조작한다. 이 로봇 수술은 중간에 3차원 로봇 기술이 적용되어 복강 내에서 수술 기구들이 좀 더 정확하고 자유롭게 움직일 수 있게 하는 장점이 있는 수술법이다. 또한 수술 집도의 입장에서 수술이 더 쉬워져, 보다 안전하고 세밀하게 위암 수술을 할 수 있는 장점이 있다. 하지만 복강경 수술과 비교하여 환자에게 무엇보다 중요한 사망률 감소 또는 위암 재발율 감소는 확인하지 못해, 수술 비용 등을 고려했을 때 더 좋은 수술법이라고 말하기는 어렵다. 〈2018년 위암 치료 가이드라인〉에서도 로봇 수술이 복강경 수술을 뛰어넘는 장점이 뚜렷하지는 않다고 결론지었다. 즉, 수술 효과는 복강경 수술이나 로봇 수술이나 비슷하다는 이야기이다.

수술 2단계는 위암의 위치에 따라
위 절제 방법을 정한다

위 절제 방법은 위암 조직의 위치와 병기로 결정한다. 보통 암 조직이 있으면 그 부분만 잘라내면 되지 않을까 생각하는데, 그렇게 되면 남아 있는 조직에 암세포가 있어 재발되는 경우가 많다. 그래서 보통 종양의 주변으로 2cm ~ 5cm의 안전거리를 두고 잘라낸다. 이를 '표준 근치 절제술'이라고 한다. 위암 수술은 기본적으로 완치를 목적으로 하기 때문에, 눈에 보이는 암 조직 뿐 아니라 미세한 암세포가 있을지도 모르는 부분까지 모두 없애는 것이다. 미세하지만 암세포가 있을지도 모르는 부분은 보통 암 조직이 있는 위 조직 주변의 림프절이다. 그래서 암 조직은 크기가 작더라도 위벽 침윤이 있거나, 림프절 전이가 여러 개 확인되면 보다 넓은 범위를 잘라내게 된다.

위암 발생 시 수술 범위에 따른 수술 방법에는 '위 전절제술', '근위부 위 절제술', '유문 보존 위 절제술', '원위부 위 절제술' 등이 있다. 이 수술법에 나오는 말을 이해하기 위해서는 위의 부위별 이름을 간단히 알 필요가 있다.

음식이 출발하는 입을 기준으로 식도에 가까이 있는 부분을 위의 '상부'라고 하며, 입과 가까이 있다고 해서 '근위부'라 한다. 근近은 가깝다는 의미의 한자이다. 그리고 위가 끝나는 부위를 위의 '하부'라고 하며, 멀다는 의미의 한자 원遠을 사용하여 '원위부'라고 한다. 마지막으로 이 상부와 하부 사이를 '중부'하고 한다.

위암 조직이 위의 상부(근위부)에 있을 때는
거의 위 전절제술을 한다

위 전절제는 말 그대로 위 전체를 잘라내는 수술법이며, 보통 암 조직이 상부에 있을 때 시행한다. 앞에서도 잠깐 언급하였듯이, 상부에 위암이 생긴 경우 아주 예전에는 상부 위 절제술인 근위부 위 절제술을 시행하기도 하였다. 그런데 상부만 제거하고 식도와 남은 위를 연결해서 수술을 마치게 되면, 환자는 그 이후 식도와 위 사이에서 괄약근 역할을 하는 분문이 제거되기 때문에 24시간 식도로 음식이 역류되어 도저히 음식을 먹을 수 없고, 일상생활이 거의 불가능해지게 된다. 실제로 과거의 환자들도 결국 위 전절제를 받고서 괜찮아지는 경우가 많았다. 그래서 이제는 상부에 위암 조직이 있는 경우, 거의 대부분 위 전절제를 하도록 권고하고 있고, 아주 일부의 환자만 근위부 위 절제술을 진행한다. 근위부 위 절제술을 할 때는 역류로 인한 부작용을 방지할 목적으로 남은 장기를 아주 특별하게 연결하는 문합법으로 재건해야 한다.

위암 조직이 위의 하부(원위부)에 있을 때는
원위부 위 절제술을 한다

하부에 암이 생긴 경우에는 2기나 3기라고 하더라도 상부를 남길 수 있는 부분 절제가 가능하다. 이처럼 원위부만 제거하는 부분 절제를 원위부 위 절제술이라고 한다.

위암 조직이 위의 중부에 있을 때는
병기에 따라 달라진다

위암 조직이 위의 중부에 위치한 경우에는 병기에 따라 수술법이 다양하게 결정된다. 만약 조기 위암이라면 중부만 제거해 볼 수 있다. 즉, 위의 하부인 유문을 보존하는 부분 절제술인 유문 보존 위 절제술을 할 수 있는 것이다. 유문은 위에서 십이지장으로 가는 출구로, 음식의 이동 속도를 조절하는 기능이 있다. 그래서 유문을 보존하면 위의 기능을 최대한 살릴 수 있어 위 절제술 후 흔히 발생하는 덤핑 증후군dumping syndrome이나 설사, 어지러움 등의 후유증을 최소화할 수 있다. 하지만 병기가 2~3기인 경우에는 유문 보존 위 절제술을 할 수 없고, 원위부 위 절제술이나 위 전절제술을 받게 된다.

림프절 절제는 위암의 병기에 따라
범위가 결정된다

위 절제술을 할 때에는 위 조직과 함께 주변 림프절 역시 제거해야 한

위 절제술 방법

위암 조직의 위치	위 절제술
위의 상부(근위부)	대부분 위 전절제술 아주 일부에서 근위부 위 절제술을 고려할 수 있음
위의 하부(원위부)	원위부 위 절제술
위의 중부	아주 일부 조기 위암에서 유문 보존 위 절제술을 고려할 수 있음 대부분 원위부 위 절제술 병기가 높으면 위 전절제술
림프절 절제술	조기 위암은 D1 + 림프절 절제 2~3기는 D2 림프절 절제

다. 위 주변에는 많은 림프절이 있으며 절제 범위에 따라 D1 + 또는 D2로 나눈다. 조기 위암의 경우 어떤 절제술을 하던지 D1 + 림프절 절제를 하는 것을 권고하고 있으며, 2, 3기 위암의 경우 D2 림프절 절제를 하는 것을 권고하고 있다. D + 보다 D2가 더 넓은 범위의 림프절을 제거하는 것이다.

수술 3단계는 남아 있는 위의 모양에 따라
재건 방법을 정한다

위 절제술 방법에 따라 남아 있는 식도 및 장과 연결하는 방법이 정해진다. 원위부 위 절제술을 시행한 경우에는 잘린 위를 십이지장과 연결하는 방법과 소장과 연결하는 방법이 있다. 이때 십이지장과 연결하는 방법을 '위-십이지장 문합법'이라고 하고, 소장과 연결하는 방법을 '위-소장 문합법'이라고 한다. 수술 기록지에는 각각 Billroth I, Billroth II이라고 작성되어 있다.

각각의 수술법의 장단점을 알고 있다면, 수술 후 관리에서 한결 이해하기가 쉬워진다. 일견 생각에는 그냥 위-십이지장 문합법을 하면 되지 않나 생각할 수 있다. 소화관의 일반적인 순서가 식도-위-십이지장-소장이기 때문이다. 따라서 위의 일부가 제거되면 남아 있는 위를 십이지장에 붙이면 되지 멀쩡한 십이지장은 그냥 두고 왜 소장에 붙이는 일이 생기는지 궁금해하는 것은 자연스러운 현상이다. 사실 외과 의사들도 가능하면 십이지장에 붙이고 싶어 한다. 왜냐하면 대부분의 영양 흡수가 십이지장에서 일어나기 때문에 수술 후 관리 면에서 훨씬 편하기 때문이다. 하지만 십이지장은 소장처럼 이리저리 움직일 수 있는 장기가 아니다. 배 뒤쪽(후복벽)에 완전히 붙어 있는 장기이기 때문에 부분 절제를 하더라도 잘라낸 범위에 따라 십이지장에 붙이기 어려운 경우가 있다. 또 수술 후, 가끔씩 찾아오는 합병증으로 수술한 부분이 잘 아물지 않아 음식물이 새는 경우가 있는데, 이

부분 절제술 후 문합 방법

위-십이지장 문합법

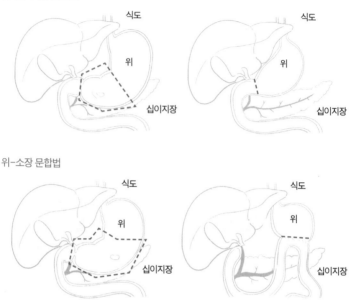

위-소장 문합법

합병증 관리에 있어서도 위-십이지장 문합법을 한 환자들은 더 큰 어려움을 겪을 수도 있다. 음식물이 새지 않을 때까지 할 수 있는 치료는 금식밖에 없는데, 위-십이지장 문합법을 한 경우 금식 기간이 너무 길어진다는 단점이 있기 때문이다. 게다가 수술 부위가 아물 때는 보통 주변에 있는 간 조직과 서로 들러붙으면서 상처가 회복되는데, 만약 위암이 재발해서 다시 수술을 해야 하는 상황이 되면 재수술이 훨씬 어려워지게 된다.

문합법의 장단점

문합법	위-십이지장 문합Billroth I	위-소장 문합Billroth II
장점	십이지장에서 영양소 흡수가 충분히 되어 빈혈이나 골다공증 발생을 줄일 수 있다.	문합 부위로 음식이 새는 경우가 적다.
단점	문합 부위로 음식이 새는 경우 긴 시간 금식을 하게 되어 회복하는데 시간이 많이 걸린다. 위암이 재발하여 위 전절제를 하는 경우 문합 부위가 간 조직과 엉켜있는 경우가 많아 수술이 어렵다.	십이지장으로 나오는 소화액과 음식물이 만나는 시간이 맞지 않아 소화가 잘 되지 않는다. 십이지장에서 흡수할 수 있는 칼슘과 철분이 흡수가 되지 않아 골다공증이나 빈혈이 잘 생긴다. 담즙 역류성 위염이 잘 생긴다.

그래서 수술하는 의사들은 남은 위를 후복벽에 딱 붙어 있는 십이지장에 어렵게 붙이기보다는 영양분 흡수 저하의 부작용을 감안하더라도, 십이지장이 아닌 소장과 연결하는 수술법을 고안한 것이다. 위-소장 문합법을 한 경우에는 십이지장으로 분비된 소화액이 음식물과 늦게 만나 소화가 잘 안될 수 있고, 음식물이 십이지장을 거치지 않기 때문에 십이지장에서 흡수될 수 있는 철분이나 칼슘 흡수에 문제가

위 전절제술 후 식도-소장 문합법

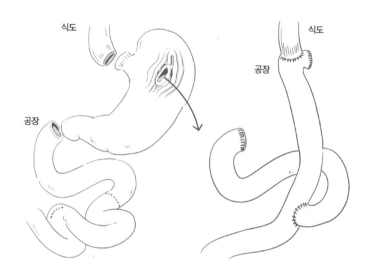

생길 수 있으며, 담즙이 역류하여 알칼리 역류성 위염이 발생할 수 있다. 하지만 위-십이지장 문합법보다 문합 부위 누출이나 협착과 같은 수술 합병증이 덜 발생한다.

중부에 조기 위암이 있는 경우에는 중부 부분 절제술인 유문 보존 위 절제술을 하고, 남은 위끼리 문합할 수 있다. 또한 위에서의 음식물 배출 속도를 조절할 수 있기 때문에 수술 후 흔히 발생하는 덤핑증후군과 설사와 같은 아주 불편한 합병증이 적고, 영양 부족이 생길 위험도 줄어든다. 하지만 수술을 하면서 유문 기능이 떨어져 유문은 있지만 기능 발휘를 못하는 유문 마비가 10%의 확률로 생길 수 있다.

유문 마비가 일어나면 음식물이 전혀 내려갈 수가 없기 때문에 유문을 확장하는 풍선 확장술을 받아야 한다. 또 위 배출 속도가 과하게 느려져 식사 후 한참이 지나도 음식물이 남아 있는 경우가 발생한다. 이러한 위 전절제술을 하게 되면 식도와 소장을 연결하는 '식도-소장 문합법'으로 재건해야 한다.

위를 잘라내면 위가 다시 자라는가?

간혹 "위암에 걸려 위를 자른다는데, 위가 없으면 살 수가 없잖아요. 위가 다시 자라나보죠?" 하고 묻는 환자들이 있다. 아쉽게도 이미 잘려 나간 위는 앞으로 영원히 자라지 않는다. 다만, 수술 후 식사 관리를 잘하면, 남아 있는 위나 소장이 소화 작용에 적응해서 위가 일부 또는 전체가 없더라도 수술 전과 비슷한 양의 음식을 먹고 소화시킬 수 있게 된다.

영원히 돌아오지 않는 소화 기능이 있다는 것을 기억해야 한다

영원히 돌아오지 않는 소화 기능이 있다. 바로 '분쇄 기능'이다. 위는 우리가 음식을 거의 씹지 않고 넘기더라도 음식물을 모래알처럼 작게 분쇄할 수 있는 기능을 가지고 있다. 즉, 깍두기나 멸치, 견과류 등 딱딱한 음식을 한두 번만 씹어 넘기더라도 활발한 위 운동을 통해 아주 작은 크기로 분쇄할 수 있는 것이다. 하지만 위를 잘라내게 되면 분쇄 기능이 사라진다. 그나마 다행인 것은 어느 정도의 시간이 지나고 나면 대부분의 환자들이 적응해 하며, 괜찮아 한다는 것이다. 물론 이는 음식을 천천히 꼭꼭 씹어서 넘긴 환자들의 이야기이다. 항상 분쇄 기능은 회복되지 않는다는 것을 반드시 기억하고, 식사를 할 때마다 상기하길 바란다.

위암 수술 후, 마음을 풀어버리는 때가 몇 번 있다. 그때 꼭 하는 행동이 이제 좀 살만하고 괜찮다 생각되어, 예전에 좋아하던 라면, 부대찌개, 짬뽕을 후루룩 먹기 시작하는 것이다. 이렇게 빨간 국물 요리는 아니더라도 잔치국수, 우동, 칼국수, 수제비를 대충 씹어서 넘기는 경우가 비일비재하다. 그리고는 이유 모를 소화 장애와 함께 계속 속이 더부룩하고 불편하여 위암이 재발되었나 걱정되는 마음으로 내원하는 경우가 매우 흔하게 발생한다. 반드시 늘 천천히 꼭꼭 씹어서 넘기는 식사 습관을 생활화하자.

CHAPTER 06

항암 약물 치료는 병기에 따라 다르다

항암 약물 치료는
어떤 환자들이 받는가?

항암 약물 치료는 보통 2~4기 위암 환자들이 받으며, 목적에 따라 크게 세 종류로 나눈다. 첫 번째는 보조 항암 약물 치료이다. 이는 주로 2~3기에 시행하는 것으로 눈에 보이는 암 조직은 수술로 모두 제거하였으나, 혹시 모를 재발 위험을 없애기 위해 수술 후 보조적으로 시행하는 치료이다. 이름에는 보조라는 단어가 들어가 있지만, 위암의 재발을 낮추고 생존율을 높이기 위해 필수적으로 해야 하는 치료이다. 두 번째는 증상 완화를 위한 항암 약물 치료이다. 주로 4기 위암으로 몸의 다른 장기로 원격 전이가 되어 수술이 불가능한 경우에 위암으로 인한 증상 완화 및 생명 연장을 목적으로 진행한다. 세 번째는 선행 항암 약물 치료이다. 원격 전이는 없지만 암 조직이 너무 커서 수술적 절제가 불가능한 경우 항암 치료를 먼저 시행해 볼 수 있다. 그리고 암의 크기가 줄어들면 수술을 고려한다.

조기 위암이 아니라면, 보조 화학 항암 치료를 받는 것이 꼭 필요하다

병기 2~3기 환자라면 원위부 위 절제술을 했던, 전절제술을 했던, D2 림프절 절제술을 받게 된다. 그리고 반드시 보조 항암 약물 치료로 S-1 또는 카페시타빈capecitabine과 옥살리플라틴oxaliplatin을 함께 투여한다. 이는 암의 재발을 확실히 낮추는 매우 근거 높은 치료이다. 가끔 수술 후 회복만으로도 벅차 항암 화학 요법을 거부하고 시골로 가겠다는 환자들이 있다. 그러나 확실히 강조하고 싶은 부분이 있다. 위암 병기 2기나 3기는 모든 것을 내려놓고 시골로 갈 만큼 중병이 아니다. 또 위암 재발을 줄이는 데 있어 확실하게 효과가 입증된 항암제도 이미 개발되어 있다. 따라서 수술 후 항암 치료가 필요한 상황이라는 말을 듣게 된다면, '위암 재발을 확실하게 줄일 수 있는 치료를 해 주는구나' 생각하고 꼭 받기를 당부한다.

보조 항암 약물 치료라니, 또 입원해야 하나?

아니다. 수술 후 시행되는 보조 항암 화학 요법은 대부분 외래 통원이 가능하다. 물론 환자에 따라 항암제 투여 후 부작용이 심하거나, 부작용 관찰이 필요한 경우 입원할 수도 있으나 대개는 외래에서 진행한다. 위암의 항암 화학 요법은 약물의 종류, 치료 목적, 항암제 투여 후 환자의 반응에 따라 조금씩 차이가 있지만, 보통 3～4주마다 한 번씩 6개월에서 1년 정도 투여한다.

항암 치료를 하면 머리카락이 전부 빠지고 구토를 하는 등 고생하나?

암 환자가 나오는 영화나 드라마에 꼭 등장하는 장면 중 하나가 바로 주인공이 화장실로 달려가 변기에 토를 하거나 머리카락이 한 움큼씩 빠지는 장면이다. 위암 환자들도 수술 후 보조 화학 항암 치료를 해야 한다고 들으면, 늘 이 부분을 궁금해 한다. 다행스럽게도 위암 환자에게 쓰는 화학 항암 치료제는 다른 항암제보다 독성이나 부작용이 적어 구토나 탈모는 거의 없다. 그래도 항암제이기 때문에 식욕 저하, 울렁거림 등의 증상이 있을 수 있고, 골수 기능 저하로 면역 기능이 약화될 수 있다. 다만, 수술 후 보조 화학 항암 치료와 달리, 전이 위암에서 사용하는 2차 항암제 중 일부는 구토와 탈모 등의 힘든 부작용이 생길 수 있다. 그러나 다양한 부작용에도 불구하고, 항암 치료를 해야 하는 환자라면 예정대로 하는 것이 좋다. 바로 위암의 재발 위험을 낮추고 생존율을 높일 수 있기 때문이다. 식욕 저하나 울렁거림 등의 불편함이 너무 심하다면 항암제 투여 전 의사에게 증상을 이야기하여 가능한 경우 용량을 조절할 수 있다.

수술도 못하고
전신 항암 약물 치료만을 해야 하는
위암 병기 4기,
마음을 접어야 하나?

위암 병기 4기를 두고 일반인들은 보통 위암 말기라고 표현한다. 또한 이 경우 다른 장기로 전이가 있어 수술이 어렵고 항암 약물 치료를 하면서 지내게 된다. 하지만 위암 말기라고 해서 침대에 누워 죽어가는 것이 아니다. 침범 장기와 범위에 따라 적절한 항암 치료를 받으며 잘 지내는 환자들도 많다. 즉, 4기 위암은 불가능을 의미하는 것이 아니고 장기전을 의미하는 것이다.

원격 전이는 보통 복막 전이가 가장 흔한 형태이며, 일부의 환자들의 경우 뱃속에 암세포가 섞여 있는 물이 차오르는 복수가 동반되기도 한다. 또 다른 장기로 전이되는 것 중 흔한 것은 간 전이이며, 그 다음이 뼈와 폐 전이이다. 아주 가끔 뇌에도 전이되는 경우가 있다. 여자들은 난소에서 전이가 발견되기도 한다.

요즘은 전통적으로 사용하는 항암제 이외에도 다양한 표적 항암제가 개발되어 있다. 물론 표적 항암제가 자신에게 맞는지 확인하기 위해서는 암세포의 특성을 평가하는 정밀 검사들이 필요하다. 가끔 말기 암 환자들 중에 '치료는 안 하고 이렇게 허구한 날 검사만 하고 결과는 몇 주 뒤에 알려주는 게 말이 되냐'고 생각하는 환자들이 있다. 당연히 내 몸에 암세포가 점점 퍼지는 것 같은 불안으로 고통스러울 수 있다. 하지만 자신에게 딱 맞는 치료제를 찾는 여정도 중요하기 때문에, 너무 불안한 부분만 부각해서 생각하지 말고 잘 맞는 치료제를 찾는 여정이라 생각하는 것이 마음을 다스리기에 나을 것이다.

현재까지 위암에 효과가 입증된 표적 치료제는 2가지 정도로 다른 암에 비해 적은 편이며, 모두 4기 위암 환자를 위한 치료제이다. 기존 항암제는 세포의 성장을 억제하는 약물로 암세포뿐 아니라, 우리 몸의 정상 세포의 성장도 억제하여 여러 가지 부작용이 발생했었다. 반면, 표적 치료제는 암세포만 주로 억제하여, 정상 세포가 타격을 받아 생기는 부작용을 줄일 수 있는 장점이 있다. 원격 전이가 있는 4기 위암에서 1차 치료 때는 Her-2라는 표적이 있는 암세포인 경우 표적 치료제를 써볼 수 있고, 2차 치료 때는 신생 혈관 억제제 표적이 확인되어야 써볼 수 있다. 보통 표적 치료제만 사용해서는 효과가 적기 때문에 전신 항암 약물 치료를 병행하면서 같이 사용한다.

암을 진단받으면 그와 관련된 공부를 많이 하게 된다. 가끔 최신 항암 치료 지식을 공부해서 묻는 환자들도 있다. 그 중에서도 면역 항암제를 사용해 보고 싶다는 환자들이 있다. 면역 항암제는 보통의 항암제가 암세포를 공격하는 것과 달리, 암세포와 싸우고 있는 우리 몸의 면역 세포들의 기능을 강화시켜 암세포를 쉽게 이길 수 있게 해 주는 약물들이다. 최근 들어 이러한 약물들에 대한 연구가 많이 진행되어 4기 위암 환자들에게 도움이 될 수 있는 치료제들이 개발되고 있다. 또한 3기 위암 환자들을 상대로 임상 연구가 한창 진행 중에 있다.

시골로 가서
자연 치유를 해볼까?

암을 진단받았는데, '시골로 내려가 민간요법을 하고 완치가 되었다는 사람이 있다더라', '완전한 채식을 하고 암이 사라졌다더라' 하는 이야기들을 듣는 경우가 종종 있다. 하지만 그런 사람들을 실제로 확인해 보면 암이 아닌 경우가 더 많다. 종양이지만 악성이 아닌 양성 종양인 경우가 대부분이고, 과장된 경우가 허다하다. 더군다나 위암은 아니다. 위암은 채식만으로 회복할 수가 없는 암이기 때문이다. 또몸이 아파서 병원을 여러 군데 돌아다녀 보았지만 어떤 의사도 진단을 내리지 못하였는데, 산에 들어가 살면서 완치되었다는 사람들도 있다. 보통 병원에서 진단을 내리지 못하는 난치병의 대부분은 치료 대상이 될 만큼의 병으로 간주되지 않은 경우가 많다. 즉, 규칙적인 생활, 금연, 절주, 숙면을 하면 좋아질 만한 병의 이전 단계인 경우이다. 이처럼 사람들의 허황된 멘트에 속아 무턱대고 따라한다면, 괜히 치료 기회를 놓치는 것이니 절대 그런 일은 하지 않길 바란다.

CHAPTER 07

수술 날짜까지 할 일이 있다

수술 날짜가 3개월 뒤로 잡혔는데
괜찮은 건가?

필자는 가정의학과 전문의이다 보니 주로 위암을 진단받는 시기에 환자들과 진단받은 이후로부터 5년이 지난 시기의 환자들을 보게 된다. 이러한 환자들 중에 위내시경에서 조직 검사로 위암을 진단받고, 위암센터에 방문하여 수술적 치료가 필요하다는 이야기를 듣게 되는 경우가 흔히 있다. 또 마음 같아서는 몸속에 있는 암세포를 하루라도 빨리 없애 버리고 싶은데, 가끔 수술 날짜가 늦게 정해지는 경우도 있다. 환자들 입장에서 하루 이틀도 아니고 몇 개월 뒤에 수술을 하라고 하니 당연히 상심이 클 것이다. 혹시 그 사이에 암이 빠르게 자라서 다른 장기로 전이가 되거나 위암의 병기가 더 높아지는 것은 아닌지 걱정하는 경우를 많이 본다. 하지만 염려하지 않아도 된다. 위암 조직의 분화 정도, 암의 크기, 임상적 병기를 종합적으로 보고 판단하여 외과 교수님들이 날짜를 정하는 것이니 말이다. 물론 기다리는 시간이 천년처럼 길게 느껴질 수 있다. 그런데 아무것도 하지 않은 채, 수술 날짜만을 기다리고 걱정하고 있으면 안 된다. 성공적인 수술을 위해 여러분이 챙겨야 하는 것들이 있다.

수술 전까지 폐 기능을 올려놓자

먼저 담배를 피우는 사람이라면 당연히 금연을 해야 한다. 위를 수술하는 동안 전신 마취를 하게 되는데, 전신 마취 동안에는 폐도 함께 잠이 든다. 만약 폐 기능이 떨어져 있거나, 흡연을 했던 사람들은 수술 후 잠들어 있던 폐가 잘 깨어나지 못하고, 기능 회복이 더디게 되는 문제가 생길 수 있다. 즉, '무기폐'라는 수술 합병증이 생길 수 있는 것이다. 무기폐란 없을 무無, 공기 기氣를 써서 폐에 공기가 없는 부분이 생겼다는 것을 의미한다. 폐는 원래 공기를 품고 있어야 하는 장기인데, 그 기능을 발휘하지 못하는 부분이 생겼다는 말이다. 수술 후 무기폐가 생기면 열이 나고, 열이 나면 당연히 입원 기간도 길어지고, 추가 검사도 생겨서 고생을 한다. 따라서 흡연을 하던 사람이라면 지금부터라도 반드시 금연을 시작하자. 물론, 금연은 본인의 의지만으로 성공하기 어렵다. 필요하면 정부에서 지원하는 '금연 길라잡이'

금연 길라잡이

의 도움을 받자. 국가에서는 무료 금연 상담 전화 서비스 (1544-9030)를 하고 있고, 보건소 금연 클리닉, 병·의원 금연 치료 서비스를 연계해 주고 있다.

두 번째는 심폐 기능을 극대화하기 위해 규칙적인 유산소 운동을 하는 것이 좋다. 주 2∼3회 정도의 유산소 운동은 심폐 기능을 올릴 뿐 아니라, 우리 마음도 가볍게 해 준다. 뛰기 어려운 체력이라면 빠르게 걷는 것도 도움이 된다. 단, 운동이 되려면 옆 사람과 대화하기 어려울 정도로 숨이 차야 한다. 체력이 된다면 달리거나 빠르게 걷기를 하면서 중간 중간에 전력 질주도 한 번씩 해 보자.

수술 전까지 감기에 걸리지 않도록
컨디션 관리를 한다

감기나 다른 감염 질환에 걸리면 수술이 미뤄질 수도 있기 때문에 감염 질환 예방에 신경을 써야 한다. 가끔 운동을 전혀 안 하던 사람이 위암을 진단받고 그때부터 건강한 생활을 하려고 무리해서 운동을 하다가 감기에 걸리는 경우가 있다. 이미 코로나19 집단 발병 시기를 거치면서 모두가 알고 있겠지만, 감염 질환은 손 위생과 마스크 착용이 가장 좋은 예방 방법이다. 따라서 외출하고 집으로 돌아오면 반드시 손부터 씻도록 하자.

또 감염 질환을 예방하는데 규칙적인 생활, 특히 충분한 수면이 빠질 수 없다. 위암에 대한 염려로 인해 불면증이 생겼다면, 동네 의원에 방문하여 짧은 기간이라도 도움을 받을 수 있는 수면 보조제 처방 상담을 받아 보자. 일단 잘 자야 걱정도 적고, 식욕도 있고, 운동할 기력도 생긴다.

수술 전까지 술, 담배, 건강 식품은 끊는다

담배는 앞서 언급하였듯이 당연히 금연이다. 술도 마찬가지로 절주가 아닌 금주이다. 그리고 한약, 즙이나 액기스, 버섯이나 약초 달인 물, 홍삼이나 건강 기능 식품도 모두 금해야 한다. 건강 식품은 간과 신장에 무리를 주기 때문에 수술 후 관리에 방해가 될 수 있다.

수술 전까지 식사는
어떻게 해야 할까?

수술 전까지 특별히 꼭 먹어야 하는 식품은 없지만, 단백질을 잘 챙겨
먹는 것은 매우 중요하다. 위를 잘라내는 수술의 특성상, 수술 후 음
식을 제대로 먹을 수가 없어 거의 모든 환자들의 체중이 빠진다. 당연
히 근육도 덩달아 빠지기 때문에 기력도 없고, 기운도 없다. 이 힘든
여정을 잘 지나가기 위해 수술 전 단백질 섭취를 잘해 놓는 것이 중요
하다. 걱정이 되더라도 삼시 세끼 잘 챙겨 먹고, 매 끼니마다 단백질
반찬을 섭취하도록 하자. 여기서 단백질 반찬이라 함은 콩, 두부, 계
란, 생선, 육고기를 활용한 반찬이다. 단, 양념을 너무 많이 하지 않고
만드는 것이 좋다. 그리고 가능하면 가공 식품, 밀가루 음식과 탕·찌
개는 먹지 않아야 위에 부담이 적다.

이미 다른 병이 있어
매일 먹는 약이 있다면?

고혈압이나 당뇨, 고지혈증 등으로 매일 먹는 약이 있거나, 천식 등으
로 흡입제를 쓰고 있다면 수술 전까지 하던 대로 복용 또는 흡입해도
된다. 단, 아스피린이나 와파린, 클로피도그렐 등의 항혈전제를 복용
하고 있다면 통상적으로 수술 1주일 전에는 끊어야 한다. 당연히 수

술 날짜를 안내할 때 상담 간호사가 먹는 약을 확인하고, 어떻게 해야 하는지 알려줄 테니, 잘 따르면 된다.

마음을 다스리자

마지막으로 마음을 다스리는 것이 중요하다. 보통 위암 환자들의 경우 좋게 말하면 섬세하고, 나쁘게 말하면 예민하다. 또 완벽주의자가 많다. 그래서 그 자체로도 남들보다 스트레스를 더 많이 받기에 위암 수술 전까지 얼마나 힘든 시간을 보낼지 안 봐도 훤히 보인다. 중요한 것은 부정적인 생각이 들 때, 그 생각에 매몰되거나 눌리지 않게 외부 장치를 만드는 것이 좋다. 필자가 조언하는 실천법은 수술을 기다리는 동안 위암이 커질 것 같은 불안감으로 괴로울 때면, 삶은 달걀을 하나 먹고(단백질을 보충) 밖에 나가서 평소 좋아하는 음악을 들으며 걷는 것이다. 그러나 이 정도로도 조절이 안 되거나, 나가서 걸을 상황이 안 된다면 수첩을 펼쳐 힘든 마음을 손 글씨로 써 보는 것을 추천한다. 사람의 생각과 말은 전혀 논리적이지 않다. 그리고 결론은 항상 상황보다 과장된다. 지금은 당장 받아들이기 힘든 상황때문에 부정적인 생각이 과장될 수 있다. 이때 손으로 글씨를 쓰면서 자신의 생각을 정리하면, 좀 더 객관적이고 논리적인 사고가 가능하여 대부분 과장되고 부정적인 결론을 내리지 않는다. 더 나아가 긍정적이고 희망적인 결론에 도달할 수 있다. 이것을 심리학에서는 '손 글씨의 힘'

이라고 한다. 본서의 마자막 파트에 마음을 다스리는 실천법에서 좀 더 구체적으로 다루었으니, 필요하다면 지금 넘겨서 보고 실천하길 추천한다.

입원할 때 준비물은
뭘 가져가지?

입원은 대개 1주일 정도 한다. 옷은 당연히 환자복을 주니 따로 챙겨 갈 필요는 없지만, 그 외 준비해야 할 것들이 있다. 우선 속옷이나 슬리퍼, 세면도구(비누, 샴푸, 치약, 칫솔, 수건 등)는 반드시 챙겨야 하고, 물티슈나 휴지 등도 챙겨 가면 요긴하게 사용할 수 있다. 또 보호자용 이불과 베개는 따로 챙겨가는 것이 좋고, 쌀쌀한 계절에 입원을 하게 된다면 가벼운 외투를 챙겨가도록 하자. 그리고 병실은 언제나 건조하기 때문에 휴대용 가습기나 립밤, 수분 크림 등을 챙겨 가는 것도 좋다. 이때 깜빡하고 챙기지 못한 물건이 없는지 걱정할 필요는 없다. 어느 병원이든, 병원 편의점에는 없는 것이 없기 때문이다. 설령 없더라도 요즘은 스마트폰으로 주문하고 다음 날 받을 수 있다. 마지막으로 다른 병으로 먹는 약이 있다면 약과 처방전을 반드시 챙겨 가도록 하자.

이 책을 챙겨 가는 것도 좋다. 입원 생활은 대부분 주치의 회진, 식사, 검사 등을 기다리는 기다림의 시간이기 때문이다. 물론 스마트폰으로 드라마를 봐도 좋지만, 이 책을 한번 훑어보면서 앞으로 어떻게 관리하면 될지 계획을 세우는 것이 회복 등 입원 생활에 더 큰 도움이 될 것이다.

CHAPTER 08

위암 수술을 위해 입원하다

입원은 수술 2일 전 오후에 하고, 병실은 생각보다 좋지 않다

입원은 수술 2일 전 오후에 한다. 원래 입원해 있던 환자가 오전에 퇴원 수속을 밟고 침상 소독 등을 해야 하기 때문에 보통 5시는 넘어야 자신이 누울 침대를 보게 된다. 필자는 인턴 의사와 가정의학 전공의 때 위암 외과 주치의를 해 볼 수 있었다. 그리고 아직도 갓 입원한 위암 환자와 가족들의 긴장된 얼굴을 잊을 수 없다. 모든 것이 처음이라 긴장한 얼굴, 주치의와 수술 집도 교수님의 말을 잊지 않기 위해 귀 기울이는 모습이 내 눈에는 어린아이처럼 보이기도 했다. 얼마나 긴장되고 걱정되는 마음으로 밤을 보낼지 잘 알고 있기 때문에 잠자리라도 편하면 좋겠지만, 병원 침대는 생각보다 불편하다. 또 어떤 환자는 운이 좋게 창가에 침대가 있어 좀 더 넓어 보이기도 하고, 어떤 환자는 화장실과 세면대가 가까이 있어서 좋아 보이기도, 어떤 환자는 문 바로 옆이라 간호사나 의사를 더 빨리 만나는 것만 같다. 그렇게 주변과 본인의 자리를 비교하다 보면, 결국 '내 침대 자리가 가장 안 좋네.'라는 생각을 하게 된다. 그러나 병원이라는 특성상 특실이든, 1인실이든, 2인실이든, 6인실이든. 다 조금씩 마음에 들지 않을 것이다. 환자복도 그렇다. 다 낡은 것을 주기도 하고, 단추가 덜렁거리기도 한다. 그리고 뻣뻣하다. 전혀 편안하지도 않다.

침대 자리나 예쁜 환자복이 성공적인 수술을 보장하는 것이 아니니, 너무 괘념치 마시라. 수술이 잘 되면 이 모든 것에 대한 불만은 사라질 것이다. 가끔 침대 자리를 옮겨 달라고 하는 환자들이 있다. 하지만 가능하면 침대 자리를 이동하지 않길 권한다. 본인의 이름으로 처음에 배정된 침대가 1-5였는데, 운 좋게 1-3으로 바꿨다고 하자. 물론 환자와 관련된 모든 기록들은 수정이 이루어지지만, 이미 1-5로 기록된 자료들도 있기 때문에 종종 환자 정보가 바뀌는 등 있어서는 안 될 실수나 과실이 발생할 수 있다.

소소하지만
불길한 현상들로 불안하다

입원하는 날 아침, 설거지를 하다가 컵이 깨지거나 양치하려고 치약 뚜껑을 열다가 놓쳐 바닥에 떨어지면, 불현듯 '아, 이거 혹시 수술하다 잘못되나?'라고 생각하는 사람이 있다. 병원에 도착해서도 마찬가지다. 배정된 침대 자리가 마음에 들지 않는 순간이나 입원 준비물을 다 챙겨 왔다고 생각했는데, 빼먹은 것이 발견되는 순간, '아, 첫 단추가 불길하다!'라고 생각하는 사람들이 있다. 이런 마음은 사람이 가지는 당연한 감정이다. 그리고 위암을 진단받은 날부터 수술을 하게 되는 순간까지 시간은 정말 느리게 간다. 느리게 간다는 것은 시간의 해상도가 높은 것이다. 즉, 모든 순간들이 의미를 가지고 기억이 되는 것이다. 그래서 평소에는 치약 뚜껑이 떨어지건 말건 아무 상관이 없었는데, 이제는 이 모든 것이 의미 있게 다가오는 것이다. 펌핑해서 쓰는 치약을 사용했다면 뚜껑이 떨어질 리 없고, 플라스틱 컵으로 물을 마셨으면 깨질 리 없었다. 그 이상도 그 이하도 아니다. 하지만 많은 환자들이 그렇게 매 순간순간 불안해 하고 있다. 이럴 때는 심호흡을 한 번 하고, '시간이 천천히 흘러서 내가 매 순간 의미를 부여하고 많은 생각을 하고 있구나' 깨닫고, 부정적인 감정에 휘말리지 말자.

의미를 부여하고 많은 생각을 하는 것 중, 가장 심각한 것은 의사와의 대화를 곱씹는 것이다. 환자나 보호자들은 수술 집도의의 표정이나 말투, 행동에 너무 많은 의미를 부여한다.

"수술하는 교수님이 검사 결과를 한참을 보시더라고요. 그리고는 수술할 때 보자고 하는데, 혹시 무슨 문제가 있는 건가요?"

"수술하는 교수님이 허리춤에 손을 올리고 고개를 갸우뚱하면서

'쓰읍~' 하더라고요. 이거 분명히 뭔가 이상한 거죠?"

걱정 마시라. 의사들은 그렇게 24시간 내내 의미 있는 말과 행동만 하는 것은 아니다. 필자가 위암 수술을 앞 둔 환자들에게 말하고 싶은 것은 딱 한 가지이다. 너무 많은 것에 의미를 두고 걱정할 필요가 없다. 그런 의미를 해석하고 고민할 시간에 병동이라도 한 번씩 돌아 운동을 하거나 수술 후 회복이 잘 되도록 호흡 운동을 하자. 입원해서 짐 정리를 하면 아마 저녁 식사가 나올 것이다. 이렇게 밥에 국, 반찬을 먹는 식사는 앞으로 최소 6개월, 길면 1년 뒤에나 가능한 마지막 일반식이다. 한 숟가락 한 숟가락 즐기면서 즐거운 식사를 하기 바란다.

수술 1일 전 생각보다
의사는 안 보이고,
이런저런 검사는 많이 한다

수술 1일 전, 아침에 간호사가 나타나 혈압도 재고, 체온도 재고, 잘 잤는지 물어본다. 숙면을 할 수 있는 사람은 거의 없지만, 대부분 잘 잤다고 이야기한다. 수술 전 날은 수액을 맞으면서 물만 먹는다. 위를 자르는 수술을 해야 하니, 위에 음식물이 있으면 안 되기 때문이다. 이와 함께 위장을 확실히 비우기 위해 점심, 저녁에 약이 제공된다. 밥도 안 먹으면 시간이 정말 안 가겠다고 생각할 수 있다. 그런데 꼭 그런 것만은 아니다. 수술 전 날에는 의외로 준비할 것들이 많다. 우선 수술을 하기 위해 위와 장 내부를 깨끗하게 비워야 하기 때문에 약을 먹는다. 병원에 따라 다르지만, 입원 후 위내시경을 다시 하기도 한다. 수술 전에 어느 부위에 암이 있는지 다시 한 번 확인하기 위해서이다. 어떤 병원에서는 입원 전에 하기도 한다. 또 감염 예방을 위해 수술 부위의 털을 제거한다. 유두 아래부터 팬티선까지 제모제를 넓게 바르고 10분 뒤 물로 씻어내면 털이 다 떨어져 나간다. 이참에 샤워를 꼼꼼히 해도 좋다. 수술 후 10일 정도는 샤워를 못하기 때문에 이 순간이 그리울 것이다. 손톱에 메니큐어를 칠한 경우 제거해야 한다. 수술 중 산소 포화도를 확인할 때 손가락에 산소 포화도 확인 장치를 끼우는데, 메니큐어가 칠해져 있는 경우 정확한 결과 확인이 어렵기 때문이다. 그리고 항생제 피부 반응 검사를 실시한다. 수술과 관련하여 항생제를 쓸 때 항생제와 관련된 부작용이 있는 경우 위험할 수 있어, 사용하게 될 항생제에 이상반응이 있는지 미리 확인하는 검사이다. 검사를 시작하게 되면 피부밑에 약을 넣고 피부 반응을 살펴보는데, 이때 찌르는 게 짜증 날 정도로 아프기 때문에 저절로 인상을 찌푸리게 될 것이다. 그래도 큰 위험을 방지하기 위한 검사이니 '미리 확인하는구나'라고 생각하자. 마지막으로 꼭 해야 할 준비는 심호흡과 기침 연습이다. 수술 후, 폐 합병증을 예방하기 위해 3공 호흡 기구를 열심히 빨아들이고, 기침과 심호흡 연습을 틈틈이 해야 한다.

수술 동의서의 설명 내용은
생각보다 무서울 수 있다

내일이면 수술이기 때문에 저녁 늦게 주치의가 수술 동의서를 들고 나타나 위를 어떻게 자를지, 남아 있는 장기와 어떻게 붙일지를 설명한다. 그리고는 무서운 이야기를 늘어놓는다. 시작은 복강경에 대한 이야기인데, 문제가 있으면 개복 수술로 전환할 수도 있다고 한다. 또 부분 절제이지만, 암세포가 더 많이 발견되면 전절제를 할 수도 있으며, 수술 후에는 복부에 수술 자국이 남고, 상처 관리가 안 되면 다시 감염이 될 수 있다고 말한다. 게다가 위장 수술 부위가 잘 아물지 않아서 누출이 있거나, 문합부가 막혀서 음식이 안 내려갈 수도 있으며, 위장 내 또는 복강 내 출혈이 있을 수도 있어 재수술을 하거나 추가 시술을 해야 할 수 있다는 등의 이야기를 한다. 또한 폐 합병증이 생겨 무기폐, 폐렴, 폐 혈전증 등 수술 후 생길 수 있는 부작용에 대한 설명을 한다. 이처럼 의사는 수술 전 날 저녁, 수술 후 발생할 수 있는 부작용에 대한 이야기를 설명하며 수술 동의서를 읊는다.

　아니, 이런 이야기를 수술하기로 이미 다 결정하고 입원한 뒤에 이야기하면 어쩌라는 것인가? 수술을 하다가 잘못되어도 책임을 지지 않으려고 이렇게 말하는 것은 아닌지 의심이 들기도 한다. 필자도 주치의를 해 봤기 때문에 잘 알고 있다. 의사들 역시 이런 이야기는 안 하고 싶다. 대부분의 환자들이 그러하듯, 수술을 받으면 암세포가 이제 몸에서 사라지고 잘 회복되어 퇴원하게 된다고 설명하고 싶다. 딱이 정도의 희망적인 이야기만 하고 싶다. 하지만 부작용이 없는 수술은 없다. 그리고 어떤 부작용이 생길 수 있는지 환자들도 알고 있어야 문제 발생 시 빠르게 간호사나 주치의에게 알릴 수 있고, 부작용이 최소화되도록 협조할 수 있다. 또 이런 부작용이 생길 수 있더라도 위암환자는 수술을 받는 것이 훨씬 더 큰 이득이기 때문에 받아야 한다. 그리고 가장 중요한 것은 이런 무시무시한 부작용은 생각보다 흔히 발생하지 않는다. 그저 편안한 마음으로 수술을 받길 바란다. 그리고 이제부터는 유병장수를 준비하면 된다. 위암이 있었지만, 치료를 계기로 건강 관리를 해서 다른 병이 안 생기면 된다. 혹시 위암 수술을 앞둔 환자라면 유병장수라는 말을 꼭 기억하면 좋겠다.

수술 후 마취에 깨면
세 개의 관이 몸에 박혀 있고
순차적으로 제거한다

수술 당일 아침은 꽤 어수선하다. 수술 대기실에 누워 천장을 보고 있으면 많은 생각이 들 것이다. '이게 내 마지막이면 어쩌지?' 하는 쓸데없는 생각도 스칠 것이다. 염려 마시라. 어느 순간 스르르 잠이 들 것이고, 다시 눈을 떴을 때는 성공적으로 수술이 끝나 있을 것이다. 마취에서 깨어나면 신체에 세 개의 관이 연결되어 있다. 불편하겠지만 안전한 회복을 위한 것이니 설명하고자 한다.

첫 번째, 수술 후 코에 비위관(콧줄)이 연결되어 있다. 콧줄의 한 쪽 끝은 수술한 부위의 소화관 내에 있다. 소화관 내의 공기와 소화액을 배출시켜 수술 부위를 보호하는 용도이다. 가끔 수술 부위의 출혈이 있는 경우 미리 알 수 있는 중요한 기능을 가진 관이다. 보통 수술 다음 날까지 별로 나오는 것이 없으면 주치의가 와서 뽑아준다.

두 번째, 수술 후 복부에는 배액관이 박혀 있다. 배액관의 한 쪽 끝은 수술한 부위의 복강에 있다. 수술 부위에서 나오는 분비물이나 혈액이 고이지 않게 하고, 필요하면 몸 밖으로 배출되게 한다. 또한 수술 부위의 누출이 있는 경우 미리 알 수 있는 기능을 한다. 보통 환자복 주머니나 단추에 걸어 두는데, 활동하면서 줄이 당겨지게 되면 통증이 생길 수도 있으니 조심하도록 하자. 배액의 성상이 맑고, 양이 점점 줄어들면 제거한다.

세 번째, 수술 후 방광에는 도뇨관(소변줄)이 연결되어 있다. 수술 후 통증으로 인한 방광의 팽창을 예방하고, 소변량을 정확하게 확인하는 용도이다. 소변 주머니는 방광의 위치보다 낮은 곳에 있어야 한다. 만약 몸보다 높은 위치에 걸어두면 이미 나온 소변이 역류될 수 있다. 또 당겨지면서 요도 주변에 통증이 생길 수 있으므로 느슨하게 유지해야 한다.

CHAPTER 09

위 절제술 직후 생길 수 있는 합병증이 있다

수술 직후 발생하는
초기 합병증은
입원 기간을 늘린다

위 절제술 직후 회복하는 과정에서 대부분은 아무런 문제가 없다. 복강경 수술을 하게 되면, 수술 후 7일 정도를 입원(총 입원 기간 약 10일)하고, 개복 수술을 하게 되면 회복 기간이 하루 더 길어져 수술 후 8일 정도를 입원(총 입원 기간 약 11일)하게 된다. 그런데 종종 수술 후 문제가 생겨 진행이 미뤄지다 보면 입원하는 재원 기간이 늘어난다. 이번 항목에서는 수술 후 발생할 수 있는 초기 합병증에는 어떠한 것들이 있는지, 또 예방하는 방법에는 어떠한 것들이 있는지 이야기해 보도록 하겠다.

위를 잘라내지만,
합병증이 가장 잘 생기는
부위는 폐이다

위를 잘라내는 수술이지만, 가장 흔히 문제가 발생하는 장기는 폐이다. 위암 수술을 하기 위해서는 전신 마취를 해야 한다. 그리고 이 전신 마취를 하는 동안 몸속에 있는 폐도 함께 잠에 들기 때문에 외부에서 우리 몸으로 산소를 넣어준다. 그렇기 때문에 마취에서 깼을 때, 호흡을 제대로 하지 못해 폐포를 통해 산소/이산화탄소 가스 교환이 감소하거나 아예 일어나지 않게 될 수도 있다. 이 경우 폐의 작은 기도들이 분비물로 막혀 폐가 쪼그라드는 무기폐가 생긴다.

무기폐가 생기면 수술 다음 날부터 열이 난다. 수술 다음 날 발생하는 발열은 대부분 무기폐 때문에 나는 열이지만, 수술한 의사 입장에서는 수술 부위의 감염을 감별해야 한다. 그래서 추가로 여러 검사를 진행하게 되고, 자연스럽게 입원 기간 역시 길어지면서 추가 비용이 발생한다. 단지 돈 문제가 아니라, 발열이 괜찮아져야 식이 진행 등 다음 단계로 진행을 할 수 있기 때문에 완전한 회복을 위해서라도 무기폐는 가능하면 생기지 않아야 한다. 더군다나 무기폐를 적절히 관리하지 않으면 폐렴 등의 심각한 폐질환 합병증이 생길 수 있다.

그렇다면 무기폐는 어떻게 예방해야 할까? 무기폐 예방은 의사가 아닌 환자만이 할 수 있다. 대개 무기폐가 잘 생기는 사람은 과거 흡연자였거나, 평상 시 유산소 운동을 하지 않는 사람들이다. 즉, 심호흡을 잘 하지 않는 사람들이 위험군에 속하는 것이다. 그래도 벼락치기로 예방이 가능하다. 위 절제술 수술 날짜를 잡은 날부터 흡연자는 반드시 금연을 하도록 하고, 숨이 찰 정도로 유산소 운동을 하자. 그리고 입원하는 날 받은 3공 호흡 기구를 틈이 나는 대로 열심히 빨아 당기자.

수술 후 자세도 중요하다. 폐를 확장시키고 가래가 고이지 않도록 상체를 30도 정도 세우로 있어야 한다. 또 숨을 크게 쉬려고 노력하는 것이 중요하다. 이게 뭐 어려운 일일까 생각할 수 있는데, 수술 부위의 통증 때문에 사실 그냥 자고만 싶다. 그런데 간호사와 의사가 번갈아 병실로 들어와 "숨 쉬세요", "주무시지 마세요" 하며 등을 두드릴 것이다. 이때 짜증이 나더라도 참아야 한다. 그렇게 해서라도 숨을 쉬어야 무기폐 합병증을 예방할 수 있고, 퇴원도 제때 할 수 있기 때문이다. 또 구강 세균도 폐렴 발생에 일조한다. 따라서 수술 다음 날부터 양치질을 잘해야 한다.

정말 드물지만
폐 혈전증이 생길 수 있다

폐 혈전증은 다리의 심부정맥에 고인 혈전(피떡)이 혈액 순환을 따라 폐 근처로 와서 폐혈관을 막아 생기는 심각하고 위험한 합병증이다. 폐혈관이 막히기 때문에 기체 교환이 잘 이루어지지 않아 산소가 부족해지면서 숨이 차게 된다. 기억하시라. 폐 혈전증의 시작은 다리의 심부정맥에 피의 일부가 고여 있다가 혈전으로 뭉치는 것이다. 즉, 다리에 피가 고여 있지 않게 하면 된다.

침대에 계속 누워만 있으면 혈전이 생길 수 있다. 누워있을 때는 다리가 있는 쪽의 침대를 약간 올려 혈류가 정체되지 않도록 해 주면 좋다. 또 수술 직후에는 일어나서 걷기가 어려우므로 누워있는 상태에서 다리를 폈다 굽혔다 하는 운동을 해 주는 것이 좋다.

수술 다음 날이 되면 걷기를 시도해야 한다. 처음 몸을 일으켰을 때는 5～10분 정도 앉아 있다가 침상 아래로 다리를 내려 보고 괜찮으면 보호자와 함께 걷기를 도전해 보자. 한 번에 너무 많이 걸으면 지치기만 하므로 짧게 돌고 와서 쉬고, 다시 일어나서 걷기를 반복한다.

수술 부위가 아물지도 않았는데, 의사와 간호사는 계속해서 걸으라고 강요한다. 이게 다 폐 합병증을 예방하기 위해서 그러는 것이니 너무 짜증내지 말고 계속해서 움직이자. 걸으면서 다리를 움직여야 하지에 피가 정체되지 않고, 폐가 정체되지 않고 혈액 순환이 원활해야 폐 혈전증이 예방된다. 또 수술 후 가능한 빨리 걸어야 폐뿐 아니라, 수술한 장도 빨리 제자리를 찾아 회복이 빠르다. 상처가 아파 못 걷겠다면 간호사에게 이야기하여 추가 진통제를 받도록 하자.

수술 부위에서 피가 날 수 있다

가끔 수술 부위에 문제가 생겨 위장관 출혈이 생기는 경우가 있다. 이는 수술 시 위 절제술 후 남아 있는 장기와 문합한 자리에서 발생하는 출혈이다. 증상은 조금 무서운데, 피를 토하거나 혈변을 보게 되면 의심한다. 이를 최대한 빨리 확인하기 위해 수술을 진행할 때 콧줄을 끼워놓는 것이다. 보통 수술 부위 출혈은 24시간 이내에 일어나기 때문에 수술 다음 날까지 콧줄에서 피가 나지 않고 깨끗하다면 아침에 주치의가 와서 시원하게 뽑아준다. 정말 시원할 것이다. 한편, 완전히 깨끗하지 않고, 소량의 피가 나오는 경우가 있다. 이때는 금식을 유지하면서 기다리면 대부분 호전된다. 극히 드물지만 출혈이 멈추지 않으면 재수술을 하게 된다.

또 다른 출혈로 복강 출혈이 있다. 위장관 안쪽이 아닌 바깥쪽으로 피가 나서 복강에 피가 고이는 경우이다. 특히, 간질환이 있는 경우 혈액 응고 장애가 발생하여 생길 수 있다. 항혈전제를 복용하는 경우에도 위험도가 올라가 보통 수술 전 일주일간 항혈전제는 먹지 않아야 한다. 복강 출혈을 최대한 빨리 확인하기 위해 수술 후 배액관이라고 하는 피주머니를 달고 나온다. 복강 출혈도 위장관 출혈처럼 양이 적을 때는 금식을 하면서 기다리면 좋아진다. 가끔 배액관으로 물 같은 것이 나와 걱정하는 경우가 있는데, 이는 피가 아니고 복수가 나오는 것이므로 걱정하지 않아도 된다. 그 양은 점점 줄어들 것이다. 반대로 붉게 진한 색으로 배액 양이 많아지면 재수술을 고려하기도 한다.

문합 부위 누출이
생기기도 한다

위 절제술 후 남아 있는 장과 연결한 부위가 잘 붙지 않아 위장관 안에만 있어야 할 장 내용물이 위장관 밖으로 흘러나와 복강에 고이는 경우가 있다. 드물지만 발생하게 되면 복강 내 감염이 생기기 때문에 미리 확인하는 것이 중요하다. 그래서 수술 후 배액관으로 어떤 색깔의 액체가 얼마나 나왔는지 아침마다 간호사가 확인한다. 만약 문합 부위 누출이 확인된다면, 이로 인한 감염을 막기 위해 금식을 하면서 항생제 치료를 하게 된다. 하지만 고열이 동반되거나 장 내용물의 누출이 많아 고름이 생기면 재수술이 필요할 수 있다.

문합 부위 협착이
생기기도 한다

앞서 말한 문합 부위 누출과 반대로 연결 부위가 좁아지는 경우가 있다. 수술 부위를 문합하면, 그 부위는 약간 붓게 된다. 문합 부위 부종으로 대부분 수술 부위는 좁아지지만, 부종이 회복되면서 괜찮아진다. 하지만 어떤 경우에는 부종이 잘 빠지지 않거나, 부종이 빠진 후에도 좁은 상태로 있는 경우가 있다. 이렇게 되면 음식물이 넘어갈 수가 없기 때문에 식도나 남아 있는 위에 음식이 정제되어 있게 된다.

위 절제술 후 생기는 합병증

무기폐	금연, 입원 날 받은 3공 폐용량 트레이너 열심히 빨아 당기기
폐혈전증	오래 누워있지 말고, 배가 아파도 수술 다음날부터 걷기
문합 부위 출혈 (위장관출혈, 복강출혈)	콧줄과 배액관으로 출혈 확인
문합 부위 누출	배액관으로 나오는 내용물 확인
문합 부위 협착	식사를 진행하면서 복부 영상 검사 실시
절개부위 감염	상처를 눌러보고 벌려보면서 합병증 확인

이를 확인하기 위해 입원 중에 식사를 진행하면서 복부 영상 검사를 실시한다. 만약 음식물이 전혀 내려가지 않는다면 내시경을 통해 연결 부위를 넓혀주는 시술이 필요할 수 있다.

피부와 복벽 절개부위에
감염이 생길 수 있다

수술을 마치고 처음 자신의 배를 보게 되는 것은 수술 후 2일째 아침이다. 수술 후 2일이 지나면 주치의가 상처 확인 및 소독을 해 준다. 반창고 같이 생긴 메드레스를 열고 처음 상처를 보면 기분이 묘할 것이다. 이때 의사가 핀셋으로 상처를 눌러보고 벌려보는 등 해코지를 하는 것 같아서 기분이 상할 수도 있다. 상처를 눌러보고 벌려보는 것은 해코지가 아니고 절개 부위에 합병증이 없는지 확인하는 것이다. 피부 아래 복벽에 피가 고여 있는 혈관종이 생길 수도 있고, 림프액이 고여 장액종이 생길 수도 있기 때문이다. 만약 이런 것이 확인되면 상처를 벌려 고인 피나 장액을 제거해야 한다. 또 이러한 상처 부위의 문제는 보통 당뇨 환자에게 쉽게 발생한다. 그래서 당뇨가 있는 환자는 수술 전에 혈당이 잘 조절되는지 확인하고 수술을 하는 것이다.

CHAPTER 10

퇴원 후 생활은 이렇게 하면 된다

복부에 실밥과 스테이플러를 제거하고
흰색 테이프를 붙여준다

환자들의 복부에 있는 봉합실과 스테이플러를 제거하면, 그 자리에 흰색 의료용 테이프를 붙이는데, 이 테이프는 미세하게 덜 붙은 조직들을 완전히 붙게 해 준다. 따라서 손으로 떼지 않아야 한다. 일상생활을 하다 보면 저절로 떨어질 것이다. 만약 일주일이 지나도 떨어지지 않는다면 살살 떼어 제거해주면 된다.

　일부 환자들은 복부 수술 자리가 잘 아물지 않아서 봉합실이나 스테이플러를 완전히 제거하지 않고 퇴원하기도 한다. 만약 그런 경우라면 집 근처 의원에서 2~3일에 한 번씩 소독을 받고, 잘 붙었는지 확인한 뒤 완전히 제거하면 된다.

실밥을 모두 제거하고
2~3일 후 샤워가 가능하다

입원해서 수술하기 전에 마지막 샤워를 했을 것이다. 실밥을 다 제거한 날부터 2~3일 뒤에는 가벼운 샤워를 할 수 있다. 다만, 욕조에 물을 받아 하는 목욕은 적어도 1달이 지난 다음에 하도록 하자.

복부에 힘이 들어가는 운동은
잠시 미루자

아마 아파서 못 할 것이다. 그러나 가끔 위 수술 후 건강 회복을 위해 많이 먹을 수 없으니 운동이라도 열심히 하자는 마음으로 무리해서 운동을 하는 환자들이 있다. 수술 직후 무리한 운동은 노동이다. 회복에 방해만 될 뿐이다.

처음 한 달 정도는 7,000보 미만 또는 30분 이내로 가벼운 산책이나 걷기 정도면 충분하다. 강도가 높은 운동, 그리고 배에 힘이 들어가는 윗몸 일으키기, 줄넘기, 에어로빅, 스쿼트나 플랭크 등의 운동은 3개월 이후에 서서히 시작해 보자.

반대로 수술 부위가 걱정이 되어 아예 안 움직이는 환자들도 있다. 이 경우 추후에 크게 후회하고, 많이 고생한다. 적절하게 움직여줘야 수술 부위의 유착도 적고, 장 운동도 좋아지며, 근육도 유지할 수 있다.

무리한 운동도 해가 되지만 전혀 움직이지 않는 것이 더 위험하다.
어쨌든 움직이는 것은 필수이다.

부부 관계는 복부 상처 부위에
부담이 없다면 충분히 가능하다

가끔 암을 전염병으로 생각하는 환자나 환자 보호자들이 있다. 성 관
계를 한다고 위암이 옮을 일은 없다. 다만, 성 행위 자체가 복부에 힘
이 들어가는 운동이므로 3개월 이후에 시작해 보자.

PART 2

위암 수술 후
식사 관리에 관한 모든 것

INTRO

위암 수술을 받은 신안성 환자(남자, 53세)는 수술 전, 1일 1라면을 먹던 사람이었다. 사실 라면을 매일 먹는 것도 위암 발생의 위험 요인이다. 신안성 환자는 조기에 암을 발견하여 유문 보존 위 절제술을 받았다. 다행히 수술 후 가스도 잘 나오고, 물도 무리 없이 먹을 수 있게 되어 식사를 시작하게 되었다. 그런데 문제는 여기서 발생하였다. 환자식으로 나오는 음식들이 미음과 밍밍한 반찬이다 보니, 예전에 먹던 라면이 생각난 것이다.

> "아, 신라면이나 너구리 한 그릇 먹고, 거기에 밥을 말아서 김치를 얹어 먹으면 소원이 없겠다."

그렇게 계속 얼큰하고 시원한 라면이 머릿속에 맴돌았던 신안성 환자는 결국 수술 5일째 되는 밤에 몰래 편의점에서 컵라면을 사 먹었다. 어떻게 되었을까? 결국 컵라면을 먹고 1시간도 채 되지 않아 극심한 통증이 발생하였고, 이후 수일간 금식을 해야 했다. 그 결과, 살은 더더욱 빠지고, 급기야 수술 부위까지 손상되어 결국 배를 다시 열고 전절제를 받아야만 하였다.

이처럼 수술 후 식사에 잘 적응하는 것은 위암 환자의 평생 건강을 결정하는 첫 단추이다. 이번 파트에서는 첫 단추를 어떻게 끼울지에 대한 이야기를 해 보도록 하겠다.

CHAPTER 11

수술 후 퇴원까지의 식사

수술 후, 우리의 소화 기관은 새로 태어난 것과 같다

수술 전 좋아하던 음식들을 원 없이 먹는 것. 신안성 환자처럼 실천에 옮기지는 않더라도 많은 환자들이 상상하는 장면이다. 하지만 수술을 받은 우리의 위는 완전히 새로 태어난 것과 같다. 처음 아기에게 이유식을 주던 때가 기억이 날지 모르겠다. 우유만 먹던 아기에게 처음에는 흰쌀을 갈아서 미음을 먹이고, 그 다음은 죽, 된죽, 밥을 먹인다. 수술 후 식사도 그렇다. 입원 중에 제공되는 식사는 당연히 수술을 받은 위가 점차 적응할 수 있도록 잘 계획해서 제공되기 때문에, 맛없고 힘들더라도 새로 태어난 것이라고 생각하고 잘 적응하도록 노력해야 한다. 모든 것에는 첫 단추를 잘 끼우는 것이 중요하듯, 초기 시작을 잘 따르면서 습관화하는 것이 매우 중요하다.

수술 직후 가스가 나오면 물을 먹어볼 수 있다

위의 일부 또는 전체를 잘라냈기 때문에 소화 기관은 수술 전과 전혀 다른 모습이 된다. 어떤 수술이든 회복을 하려면 잘 먹어야 하는데, 소화 기관을 수술하였기 때문에 다른 수술보다 신경을 더 써서 식사를 챙겨야 한다.

수술 후에는 보통 2~3일 동안 금식을 하면서 경과를 관찰한다. 이때는 보통 수액을 맞으면서 지낸다. 수액을 통해 물과 영양분을 공급하는 것이다. 장이 서서히 회복되어 가스가 나오면 소화 기관의 운동이 정상이 되었다는 신호이다. 그래서 늘 간호사가 가스가 나왔냐고 물어본다. 가스가 나오면 이제 입으로 음식을 먹을 수 있게 된다. 처음에는 물을 먹어본다. 가끔 수술 부위가 적은 경우에는 가스 배출이 없어도 일괄적으로 식이를 진행하는 경우도 있다.

입원 중에는 물, 미음, 죽 순서로 먹는다

수술 후 입원 기간 중에 물을 먹어보고 괜찮으면, 미음과 같은 액상 유동식을 먹게 된다. 이때 환자식으로 쌀미음과 크림 스프, 아주 부드러운 계란찜 등이 반찬으로 나온다. 아직은 조금만 먹더라도 포만감과 복부 팽만감이 생기기 때문에, 보통 2시간 간격으로 6~8회 정도 제공된다. 즉, 삼시 세끼와 3~4회의 간식을 먹게 되는 것이다.

미음 섭취가 가능하다고
편의점에 파는 과일 주스를 먹어서는 안 된다

편의점에 파는 주스나 생과일을 갈아서 만든 주스도 걸쭉한 정도가 미음과 비슷하고, 특히 망고 주스는 다른 주스보다 더 걸쭉해서 먹어 보는 경우가 있다. 결론부터 말하면 절대 안 된다. 과일 주스와 같이 당분이 높은 음식을 먹게 되면 대부분 곧바로 복통과 설사, 어지러움이 생겨 고생을 하게 된다.

위에서 분쇄 기능이 사라졌기 때문에
치아가 열심히 일을 해야 한다

위 절제술 후 가장 중요한 것이 천천히 꼭꼭 씹어 먹는 것이다. 물론 수술 직후 제공받는 미음은 이미 믹서기로 갈아서 제공된다. 하지만 이때부터 씹는 습관을 가져야 한다. 윗니와 아랫니가 부딪치는 저작 자극만큼 우리 몸의 소화 기관을 활성화시키는 것은 없다. 씹는 작용은 머리에 '음식물이 들어간다'는 신호를 보낸다. 이렇게 되면 뇌는 소화 기관에 분포한 모든 신경에 연락을 해서, 식도부터 장까지 모든 소화 기관이 소화를 할 준비를 하게 만든다.

　필자가 환자들에게 설명할 때 비유하는 것은 직장 생활이다. 직장 상사가 같은 일을 시키더라도 "요즘 일하는 스케줄이 어떠니? 이 일

수술 후 퇴원까지 식사

수술 당일부터 수술 후 3일까지	물을 포함해서 완전한 금식
수술 후 4일 이후	가스가 나오면(장 운동이 시작되면) 물, 미음, 죽 순서로 식사 진행

을 자네가 좀 해 줬으면 하는데, 시간이 되니?" 하며 주는 것과 갑자기 서류 뭉치를 툭 주면서 "진짜 별거 아니고 금방 할 수 있는 양이거든? 급하니까 오늘 퇴근 전에 제출해줘." 하며 주는 것은 설령 같은 양이라도 일의 부담이 전혀 다르다. 소화가 딱 그렇다. 식도, 위, 십이지장, 소장, 대장 모두 뇌의 명령을 받아 일은 한다. 이때 소화 기관에게 미리 먹을 것이 내려간다고 연락을 주면 준비를 할 수 있다. 심지어 지금은 위를 잘라낸 상황이다. 구조 조정까지 한 것이다. 그러므로 소화 기관이 더더욱 편하게 일할 수 있도록 미음부터 씹어서 넘기는 연습을 꼭 하자.

주요 식사 원칙
1. 주는 것만 먹는다.
2. 조금씩 자주 먹는다.
3. 미음부터 씹어서 삼키는 습관을 들인다.

CHAPTER 12

수술 후 달라진 위 기능들

수술 후 내 몸의 변화를 알면 속이 편해진다

위는 식도와 십이지장 사이에 위치한 주머니 모양의 소화 기관이다. 또 위는 하나의 주머니이지만, 상부, 중부, 하부가 각각 나뉘어져 있고, 부위별로 하는 일이 다르다. 이 구역들이 서로 협동하여 소화 작용이 일어나는 것이다. 식도에서 위로 넘어가는 입구에는 분문이라는 문이 있다. 그 다음에는 위쪽부터 기저부(상부), 체부(중부), 전정부(하부)로 나눌 수 있다. 그리고 그 다음 장기인 십이지장으로 넘어가는 출구에는 유문이라는 문이 있다.

위의 부위별 이름

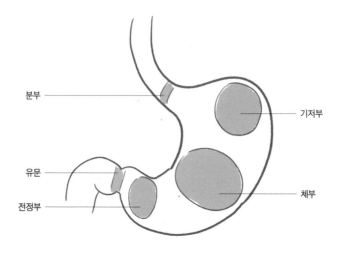

분부

기저부

유문

전정부

체부

분문(입구)은 위산이 섞인
음식의 역류를 막는 역할을 한다

위의 분문은 항문처럼 아주 쫀쫀한 근육으로 구성되어 있으며, 위산이 분비되는 소화 시간에는 닫혀 있다. 그 덕분에 역류가 되지 않는다. 나이가 들거나, 살이 찌거나, 상체 운동을 하지 않게 되면 분문의 근육도 덩달아 약화가 되어 헐거워진다. 그래서 자려고 누우면 기침이 나거나, 한밤중에 속쓰림와 가슴이 타는 듯한 통증으로 잠을 깨는 경우가 생긴다. 이처럼 위산과 섞인 음식물이 헐거워진 분문을 뚫고 역류하여 식도벽이 손상되는 것을 '역류성 식도염'이라고 한다.

위 절제를 하면서 분문이 없어지면 음식물이 역류해서 발생하는 식도염으로 고생을 하게 된다. 위 절제술 중에 분문이 제거되는 수술은 위 전절제술이다. 위 전절제술을 받으면 위산을 만드는 기능도 함께 사라져 위산이 역류하는 일은 없지만, 소화액과 섞인 알칼리성 음식물이 역류해 쓴 물이 올라오는 느낌이 든다. 또 이로 인해 속이 쓰리고 타는 듯한 통증이 있다. 심하면 목에 항상 뭔가 걸린 것 같은 느낌도 생긴다.

분문을 제거하지 않더라도 수술 후 분문의 기능이 떨어져, 원위부 위 절제술이나 유문 보존 위 절제술을 받더라도 식도염으로 고생하는 경우가 흔하다. 이때는 위산이 있기 때문에 위산과 섞인 산성 음식물이 역류해 신물이 올라오는 느낌이 든다.

위저부(상부)는 들어온 음식을 저장하는 역할을 한다

위의 상부인 위저부는 주름이 많다. 음식물이 들어오면 위저부는 갑자기 들어오는 음식으로 인해 꽉 막히는 느낌 즉, 압력의 변화가 없도록 재빠르게 늘어난다. 이후 적절하게 늘어나서 들어온 음식물을 저장하고, 수축 작용을 통해 조금씩 아래로 흘려보내 차례대로 소화가 일어나게 해 준다. 참 신비한 기능이다. 우리 몸에 음식이 갑자기 들어오면서 생기는 압력의 변화를 위저부의 작용 덕분에 느끼지 못하는 것이다.

가끔 수술을 받지 않더라도 위저부의 기능이 떨어져 있는 사람들이 있다. 이때 느끼는 증상이 바로 무언가를 먹고 명치가 꽉 막힌 느낌이 드는 것이다. 의사들은 이를 '식후 명치 불편감'이라고 한다.

위 절제술로 위저부가 없다면, 음식이 들어올 때마다 바뀌는 압력으로 통증이 있을 수 있다. 그래서 위 절제술 후에는 압력의 변화가 크지 않은 범위 내에서 즉, 식후 통증이 없는 범위 내에서 조금씩 먹어야 한다. 그리고 당연히 하루에 필요한 에너지를 채우기 위해 자주 먹어야 한다.

체부(위중부)에서
소화액과 내인자가 분비된다

위의 중부인 체부에서는 위산과 여러 소화액이 분비된다. 그래서 음식물이 소화액과 섞여 소화할 준비를 한다. 그리고 체부의 점막에는 내인자라는 물질이 분비되어 있는데, 이 물질 덕분에 음식물 속에 있는 비타민 B12를 흡수할 수가 있다. 그래서 체부를 수술한 경우 소화가 더디고, 비타민 B12 흡수가 안 되기 때문에 주사로 이를 보충해 주어야 한다.

소화가 잘 안 되는 증상은 소화제를 활용하여 해소할 수 있다. 또 가장 많은 소화액은 췌장에서 나오기 때문에 소화력은 점차 적응하게 된다. 하지만 종종 수술을 하고 한참이 지나도 소화가 안 되는 환자들이 있다. 바로 이때 소화제를 먹으면 된다. 간혹 이렇게 오랫동안 소화제에 기대어 살면 소화가 점점 안 되는 것이 아닌지 걱정하는 환자들이 있는데, 절대 그렇지 않다. 오히려 음식과 소화액이 섞이면 좋기 때문에 식사 중에 먹어도 된다.

하부(전정부)에서 본격적으로
음식물 분쇄 작용이 일어난다

위의 하부인 전정부에서는 체부에서 소화액과 섞인 음식물이 본격적으로 잘게 분쇄가 된다. 우리가 국이나 물에 말아서 깍두기를 얹어 한두 번 씹어 대충 넘겨도 전정부에서 음식물을 미음처럼 잘게 분쇄시켜 준다. 하지만 전정부를 수술로 제거하게 되면 분쇄 기능이 없어지기 때문에 어떤 음식이든 가능하면 꼭꼭 씹어서 모래알 크기로 넘겨야 한다. 분쇄 기능은 영원히 대체할 수가 없기 때문에 항상 꼭꼭 씹어 먹는 습관을 길르는 것이 좋다.

유문(출구)에서는
음식물의 배출속도를 조절한다

위의 유문도 분문처럼 괄약근의 역할을 한다. 위에 음식이 한꺼번에 십이지장으로 넘어가지 않도록 소화 중에는 유문의 개폐를 조절하면서

위의 부위별 역할

분문(입구)	괄약근의 역할을 하며 위로 들어온 음식이 식도로 역류되지 않게 조절
기저부(상부)	음식이 들어오면 압력의 변화 없이 커지면서 음식물 저장 기능
위체부(중부)	소화액과 음식을 골고루 섞는 기능
전정부(하부)	딱딱한 음식을 잘게 분쇄하는 기능
유분(출구)	괄약근의 역할을 하며 음식물이 십이지장으로 넘어가는 속도를 조절하고, 십이지장에서 위로 역류되지 않게 조절

적당량의 음식이 조금씩 넘어가도록 조절해 주는 일을 한다. 그러나 수술로 유문을 제거한 경우 음식이 빠르게 소장으로 내려가 어지러움과 설사를 유발할 수가 있다. 이러한 증상을 '덤핑 증후군'이라고 한다.

십이지장은 다양한 영양소의
흡수를 담당한다

위 다음에 붙어 있는 장기는 십이지장이다. 십이지장은 철분과 칼슘을 비롯한 중요 영양소를 흡수한다. 그러나 위 절제 후 위-소장 문합법을 하는 경우, 철분 흡수 부족으로 인한 빈혈과 칼슘 흡수 부족으로 인한 골다공증이 생길 수 있어 신경을 써야 한다.

CHAPTER 13

퇴원 후 첫 외래까지(수술 후 한 달까지)의 식사

이제부터 주치의는 나 자신이다

보통 수술 후 8일째가 되면 퇴원을 하고, 첫 외래를 2~3주 뒤로 잡아준다. 이제부터 주치의는 나 자신이다. 보통 퇴원 전 영양 교육을 받는다. 퇴원 후, 건강 관리에 대한 내용을 주로 설명하는 중요한 교육이지만, 그 외에 병원비, 일상생활 일정 등 챙겨야 할 것이 많아 집중해서 듣지 않는 경우가 많다. 하지만 영양 교육을 잘 받아야 식사 후 불편감 없이 속이 편한 방법을 알 수 있으며, 속이 편해야 다른 일상생활도 가능하다. 그러므로 입원한 병원마다 실시하는 양질의 영양 교육을 잘 듣고 퇴원하길 바란다.

퇴원 후 1주째(수술 후 2주째)부터
죽을 주식으로 한다

퇴원 후 재료 선택과 식사 구성은 영양 교육을 토대로 스스로 정해야 한다. 이때 가장 중요한 식사 원칙은 다음의 두 가지이다. 첫 번째는 주식으로 죽을 선택하는 것이고, 두 번째는 부드러운 재료를 최소한의 양념으로 조리하는 것이다. 부드러운 재료는 계란, 생선살, 두부가 대표적이다. 육고기의 경우 기름이 적고 부드러운 부위를 선택하면 되고, 채소류는 찌거나 데쳐서 준비한다.

주의해야 할 식품으로는 두 부류가 있다. 첫 번째 부류는 식이섬유가 많은 통잡곡이나 섬유질이 많은 채소이다. 위 절제술 후 얼마 안 된 시기에는 식이섬유와 통잡곡의 소화가 어려우니 주의해야 한다. 두 번째 부류는 당분이 많은 음식이다. 즉, 빵이나 과자, 가당 음료나 아이스크림, 그리고 식혜나 수정과 등은 식후 혈당을 빠르게 상승시켜 수술 후 부작용을 일으킬 수도 있다. 마지막으로 조리법도 매우 중요하다. 가급적이면 찌거나 데치는 조리법을 사용하여 음식을 조리하고, 볶음이나 튀김 요리는 하지 않아야 한다.

퇴원 후 2주째(수술 후 3주째)부터
된죽을 주식으로 한다

된죽은 죽과 밥의 중간 단계라고 생각하면 된다. 여전히 가능하면 반찬은 부드러운 단백질 반찬인 생선살, 계란, 두부, 육고기 등이 주를 이루는 것이 좋고, 섬유질이 많은 식품은 먹지 않는 것이 좋다. 조리법도 가능하면 이전과 동일하게 찜, 데치기 정도를 활용하고, 볶음이나 튀김 요리는 하지 않는다. 추가로 먹어볼 수 있는 것은 카스텔라와 같은 부드러운 빵이나 생과일이다. 하지만 보통 사람들이 먹는 1인분을 먹어서는 절대 안 된다. 첫 시도라면 한두 조각을 먹고, 먹고 나서 불편감이 없는지를 확인하여 수술 전에 먹던 양의 1/3에서 1/2 정도를 먹도록 한다. 주의할 것은 카스텔라와 같은 부드러운 빵만 가능한 것이지, 케익이나 잼을 바른 식빵, 야채와 햄이 들어가 있는 샌드위치는 아직 먹지 않는 것이 좋다.

처음에는 한 끼에
한 숟가락만 먹어도 배가 부르다

보통 퇴원할 때 위가 줄었기 때문에 조금씩 자주 먹어야 한다고 교육을 받는다. 익히 들어서 알고 있는데, 이 정도로 안 넘어갈 줄이야! 한 숟가락 먹고 바로 더부룩한 경우도 있으니 말이다. 수술 직후에는 위가 아예 없는 환자들도 있고, 있어도 기능이 매우 떨어져 있어서 한입의 크기도 매우 적어져야 하고, 한 끼에 먹는 양도 매우 적어져야 속이 편하다. 가끔 마음이 급해서 억지로 먹어보거나, 가족들이 꽉꽉 먹어보라고 화를 내기도 한다. 하지만 사람마다 한 번에 소화할 수 있는 양은 다르다. 조급하게 생각하지 말자. 아주 작게 시작하는 것이 더 좋은 결과를 가져온다.

적게 먹는 대신
여러 번 자주 먹어야 한다

수술 직후에는 정말 소량의 음식만을 먹을 수 있기 때문에 삼시 세끼로는 필요한 열량을 다 채우기 어렵다. 따라서 세끼 식사의 개념 보다는 신생아들처럼 2시간에 한 번씩 먹어주는 것이 좋다. 이렇게 차근차근 진행하다 보면 나중에는 편안하게 한 번에 먹는 양이 늘게 되고, 끼니 식사와 간식이 구분될 만큼 식사량을 늘릴 수 있게 된다.

죽을 먹으라고 했다고
흰 죽에 간장만을 먹으라는 이야기는 아니다

죽을 먹으라니까 가끔 흰 죽만 먹는 환자들이 있다. 위 절제술을 받고 식사 후에 생기는 모든 문제는 식후 혈당이 높이, 또 빨리 올라가는 음식을 먹게 되는 상황에서 시작한다. 죽을 먹더라도 흰쌀로만 만들지 않고, 부드러운 야채와 단백질을 함유하고 있는 재료를 함께 다져서 만들어야 식후 불편감도 적고, 영양가도 높다.

단호박죽, 팥죽을 맛있게, 또 배부르게 먹으면 반드시 설사를 한다

호박과 팥은 다양한 비타민과 미네랄이 함유되어 있는 훌륭한 식재료이다. 간혹, 수술 후 입맛이 없어서 단호박죽이나 팥죽으로 식사를 대체하는 경우가 있는데, 이때 꼭 부드러운 고기 반찬이나 계란 등의 단백질을 함께 구성해서 먹어야 한다. 단호박이나 팥만 갈아 죽을 만들면, 단순당의 함량이 높고, 너무 잘 내려가기 때문에 거의 모든 위암 환자들이 설사를 경험하기 때문이다. 또 단호박죽이나 팥죽 역시 수술 전에 먹던 1인분의 1/3 정도만 먹어야 한다.

수술 전에 우유를 전혀 안 먹던 사람이 새로 시작할 필요는 없다

우유는 다양한 아미노산이 들어 있는 매우 유용한 단백질 급원 식품이다. 그래서 우유도 위 절제술 후 영양 교육 자료에 빠지지 않는 추천 식품이다. 하지만 우유를 먹으면 배가 아프고 설사를 하는 유당 불내증 환자가 있다. 이 경우에는 억지로 먹을 필요가 없으며, 소화가 잘되는 우유로 나온 제품이나 치즈 또는 요거트와 같은 우유 가공품을 활용하면 된다. 또 우리나라에는 맛있는 두유가 많기 때문에 두유를 활용해도 좋다. 실제로 같은 양을 먹었을 때 우유보다 두유에 단백질 함량이 더 많다.

사람마다 수술과 음식에 대한 반응이 다양하다

같은 수술법으로 수술을 받았더라도, 어떤 사람은 살도 별로 안 빠지고, 식사를 하면서 불편함도 없이 지낸다. 반면 어떤 사람은 뭘 먹어도 불편하고 괴롭다. 거기에 살도 계속 빠져 점점 기력도 없고, 심지어 다른 병까지 생기기도 한다. 이처럼 같은 수술법이라도 차이가 있는 가장 큰 이유는 수술 이후 식사 관리의 차이에 있다. 전반적인 식사 원리를 염두하고 식품이나 음식을 하나씩 추가해서 먹어보자. 그리고 그 후 증상을 관찰하고, 할 수 있다면 기록하는 것이 추후에 도움이 된다. 수술 후 식사를 진행하면서 식단과 양, 불편했던 증상들을 잘 기록해 두자. 그리고 첫 외래 방문 때 적어두었던 것들을 지참해서 수술 집도의 교수님이나 영양사 선생님들에게 조언을 구해보자.

퇴원 후 첫 외래까지 식사

- 이제부터 주치의는 나 자신!
- 보통 퇴원할 때 첫 외래를 3주 정도 뒤로 잡아준다.

퇴원 후 1주째(수술 후 2주째)	주식은 죽과 부드럽고 양념이 없는 단백질 반찬 예시: 두부, 계란, 생선살, 부드러운 육고기 반찬, 찜채소 주의: 잡곡이나 섬유질이 많은 채소, 튀김 요리, 탄산음료나 아이스크림, 과자는 제한
퇴원 후 2주째(수술 후 3주째)	주식은 된죽과 부드럽고 양념이 적은 단백질 반찬 예시: 지난 주 먹을 수 있었던 반찬에 으깬 감자나 카스텔라, 부드러운 생과일 추가 주의: 빵을 시도할 수 있으나, 케익, 도너츠, 샌드위치, 잼을 바른 빵 제한 부드러운 과일을 시도할 수 있으나 감, 마른 과일, 견과류는 제한

주요 식사 원칙

1. 식사는 죽식이 기본이다.
2. 죽과 함께 양념이 적은 반찬 및 부드러운 단백질을 먹자.
3. 천천히 꼭꼭 씹어서 먹고, 소화에 부담을 줄이도록 소량씩 자주 먹자.
4. 물을 꼭 잘 챙겨 먹자.

CHAPTER 14

수술 후 1개월 이후 식사

수술 후 1개월이 지나면
죽에서 진밥으로 바꿔본다

수술 후 1개월이 지나면 밥을 먹어볼 수 있는데, 초반에는 진밥으로 해서 먹다가 점차 일반적인 밥으로 바꾸도록 한다. 그러나 밥을 먹을 수 있게 되었다고 반찬도 수술 전처럼 먹으면 안 된다. 적어도 수술 후 2개월까지는 아직 아기의 위라고 생각하자. 부드러운 단백질 재료와 찜채소를 양념 없이 만들어서 먹자. 양념이 많은 식사는 복통을 유발할 수 있다. 또 수술 후 회복에 가장 필요한 것은 단백질이기 때문에 단백질이 풍부하면서 부드러운 반찬인 살코기, 생선, 두부, 계란을 활용한 반찬을 늘 만들어 먹어야 한다. 과일은 소량을 먹되, 섬유질 섭취를 많이 하면 안 되기 때문에 껍질은 벗겨서 먹어야 한다.

2개월 이후에
먹을 수 있는 음식의 종류는
사람마다 천차만별이다

수술 2개월 이후에는 조금씩 새로운 재료를 추가하면서 식사량을 늘려 나간다. 아기들의 이유식을 만들 때, 가장 중요한 원칙은 새로운 재료나 양념은 한 번에 하나씩 시도하는 것이다. 식사 후 문제가 생겼을 때 어떤 재료 때문인지 알기 위해서이다. 위 절제술 후 식사 역시 아기들의 이유식과 완전히 동일하다. 보통 수술 후 받는 영양 교육에서 거친 질감의 잡곡이나 섬유소가 많은 음식은 주의하라고 하는데, 사실 이 식품들이 또 건강 효과가 좋은 것들이라 평생 안 먹을 수는 없다. 언젠가는 하나씩 늘려가야 하는 것이다. 따라서 첫 시도에는 간에 기별도 안 가는 정도의 양으로 먼저 시도하고 관찰하는 것이 좋다.

위 절제술 방법에 따라
한 번에 먹는 최대량이 정해진다

수술 2개월쯤 지나면 수술 후 먹을 수 있는 최대량을 먹을 수 있다. 부분 절제술을 한 경우에는 수술 전 먹던 양의 70% 정도를 먹을 수 있고, 위 전절제술을 한 경우에는 수술 전 먹던 양의 50% 정도를 먹을 수 있다. 물론 더 먹을 수는 있으나, 그 이상은 식후 불편감이 동반되기 때문에 수술 후 1년이 지날 때까지는 이 정도를 최대량이라 생각하고 먹는 것이 좋다. 또 수술 후 6개월까지는 잡곡밥보다 흰쌀밥이 속을 더 편안하게 해준다. 수술 후 1년이 지나면 수술 전에 먹던 식사의 대부분을 시도해 볼 수가 있다.

위암 수술 환자가 먹을 때 주의해야 할 음식이 있다

건강 식품이지만, 위 절제술을 받은 환자들이 주의해야 할 식품들이 있다. 그중 가장 대표적인 식품이 바로 식이섬유가 풍부하게 들어가 있는 식품들이다. 즉, 통잡곡, 나물, 고구마, 해조류 등은 먹을 때 주의해야 한다. 건강 효과가 높은 식품이지만, 매우 거칠고 소화가 잘 되지 않기 때문에 위암 수술을 받은 사람이 먹기에는 부담이 될 수 있다. 거친 질감의 통잡곡으로 대표적인 것은 현미, 팥, 조, 보리 등이다. 또 모든 채소에는 풍부한 섬유소가 함유되어 있다. 수술 후 2개월이 지난다면 잡곡류는 찻숟가락으로 한 숟가락에 해당되는 양 정도를 시도해 보고, 채소는 가급적 찜채소 형태로 만들어서 먹도록 하자.

미역과 김도 섬유질이 많은데, 먹으면 안 될까?

김과 미역은 섬유소가 많은 대표적인 식품이다. 위암 환자들이 주의해야 할 음식 중에 섬유소가 많은 것들이 있어 김이나 미역도 먹으면 안 되는지 묻는 경우가 있다. 특히, 조미김은 남녀노소 좋아하는 밑반찬이고, 소고기 미역국도 간편하게 먹을 수 있는 국이기 때문이다. 이 음식들은 수술 후 한 달이 지난 이후에 시도하는 것이 안전하다. 그 이전에는 조미김이나 미역국 모두 위 절제술 환자가 먹기에 양념도 많고, 소화도 어려운 식품이기 때문이다. 수술 후 한 달이 지나 밥을 먹을 수 있을 때 소량부터 먹는 것을 권한다. 처음에는 김 한 장, 미역국 한 입부터 시도하고, 상태와 식사 후 증상을 확인하자. 물론 위암 환자들이 항상 잊지 말아야 할 사항은 짜게 먹지 않아야 한다는 것이다. 가공 식품으로 판매하는 조미김과 미역국은 모두 양념이 세기 때문에 유아용 김이나 저염 미역국을 만들어 먹는 것이 바람직하다.

감은 언제 먹을 수 있나?

퇴원할 때 실시하는 영양 교육을 성실하게 받은 환자라면 감을 먹으면 큰일이 난다는 이야기를 기억할 것이다. 보통 수술 직후에는 위가 남아 있더라도 음식물을 배출하는 기능은 떨어진다. 이때 감을 먹게 되면 감 속에 있던 타닌 성분이 위산과 만나 돌처럼 딱딱하게 굳는 경우가 생긴다. 이를 '위석'이라 한다. 안 그래도 수술한 지 얼마 안 되었는데, 위석이 생기면 위는 금방 막히고, 어쩔 수 없이 다시 긴 시간 금식을 하고, 심할 경우 재수술을 하게 될 수도 있기에 수술 후 강조하는 사항이다. 하지만 수술 후 2개월 이상 잘 적응해서 거친 잡곡류와 섬유소가 풍부한 채소에 조금씩 적응이 되었다면, 간식으로 한 입 정도는 시도할 수가 있다. 그리고 타닌은 감의 중간 부위, 씨 주변에 있는 떫은맛을 내는 하얀 부위이므로, 감을 먹을 때 떫은맛을 내는 부위는 먹지 않는 것이 좋다. 만약 전절제를 한 경우라면 위석이 생길 가능성이 적기 때문에 3～4조각 간식으로 먹는 것은 큰 문제가 되지 않는다.

곰국을 먹을 바에는
두유나 우유를 먹는 게 낫다

수술을 하고 나면 원기 회복을 위해 곰국을 끓여 먹는 경우가 있다. 고기와 뼈를 넣고 삶은 물이기 때문에 원기 회복에 도움이 될 것 같고, 칼슘도 풍부하니 뼈에도 도움이 될 거라고 생각하기 때문이다. 물론 뼈를 오랜 시간 끓이면 뼛속에 있던 칼슘들이 빠져나오기는 한다. 그러나 문제는 '인'이라는 미네랄도 함께 빠져나온다는 것이다. 인의 섭취가 많으면 오히려 뼈 건강에 해롭다. 따라서 곰국은 위암 수술을 받은 환자에게는 아무런 도움이 되지 않는다.

또한 위암 환자에게 가장 중요한 것은 식사를 꼭꼭 씹어서 먹는 것이기 때문에 곰국에 밥을 말아먹는 것은 도움이 안 되는 정도가 아니고 해가 되는 선택이 될 수 있으니 주의해야 한다. 차라리 간식으로 우유나 두유를 먹는 것이 칼슘 흡수와 체력 보충에 도움이 된다.

정말 중요한 한 가지는
물을 챙겨서 마시는 것이다

물은 따로 챙겨 먹지 않더라도 음식을 통해 얻는 수분이 있기 때문에 하루 이틀 챙겨서 먹지 않았다고 크게 문제가 생기지는 않는다. 그러나 위 절제술을 한 위암 환자들의 경우에는 아주 다르다. 먹는 식사량 자체도 적고, 식사 중에도 국물을 많이 먹을 수 없기 때문에 세포의 수분이 빠져, 마치 말린 오징어처럼 되는 경우가 많다. 위 절제술 후에는 수분이 부족하면 갈증이 느껴지는 것이 아니고, 기력이 없고, 피로하고, 눕고 싶은 느낌으로 나타난다. 식사량도 적은데 수분 섭취량까지 부족하면 우리 몸의 세포는 점점 기능이 떨어지게 된다. 의식적으로 물을 챙겨서 마시도록 하자.

종합 비타민이나
홍삼이 도움이 되려면
함께 먹어야 하는 것이 있다

위 수술을 하고 나면 기력도 없고, 소화도 어려우며, 어지럼증을 자주 느끼기 때문에 건강 기능 식품을 추천해 달라는 환자들을 많이 만나게 된다. 또 건강해야 된다는 압박감 등에 사로잡혀 종합 비타민이 좋을지, 홍삼이나 달인 물이 좋을지 묻는 환자들도 만나게 된다. 당연히 위암 수술 후 먹는 양이 적다 보니, 비타민과 미네랄과 같은 미량 영양소가 부족할 수밖에 없다. 게다가 수술로 인한 신체 변화로 인해 아예 흡수가 안 되는 영양소도 있다. 그렇기에 전절제를 받은 경우라면, 비타민과 미네랄을 충분히 보충해 주는 것이 도움이 된다.

하지만 비타민과 미네랄 같은 미량 영양소가 우리 몸에 필요한 장기에 가서 역할을 수행하려면, 혈관 속의 피를 타고 해당되는 장기로 가야 한다. 그런데 이때 미량 영양소들은 혼자 혈액 속을 이동할 수 없고, 단백질과 결합해서 다녀야 한다. 일종의 단백질 자동차가 있어야 이동할 수 있는 것이다.

그러므로 단백질 섭취를 충분히 하지 않으면, 건강 기능 식품을 아무리 많이 먹어도 모두 소변으로 빠져 나가거나 불필요한 곳에 쌓이기만 할 뿐이다. 더군다나 농축된 모든 물질은 위암 환자의 소화를 방해하며, 홍삼이나 약초 달인 물은 암 환자의 간을 망칠 수도 있다. 따라서 매 끼니 단백질 반찬이 있는 식사를 잘 챙겨 먹는 것이 더 중요하고, 효과적이다. 또한 단백질 반찬에는 이미 다양한 비타민과 미네랄이 함께 들어 있어, 꾸준히 섭취하기만 한다면 더더욱 건강 기능 식품은 필요가 없다.

잘 적응하다가
도루묵이 되는 경우도 있다

수술을 하고 집에 돌아와서 처음 한두 달은 신경을 써서 잘 관리하다가 다시 소화가 안 되고, 소화 관련 불편함으로 고생하면서 건강 상태가 악화되는 환자들이 있다. 이러한 환자들의 대부분이 그동안 너무 먹고 싶었던 음식들을 다시 먹으려고 하면서 발생한다.

흔히들 조금 먹어보고 탈이 나는 음식은 떡과 면 요리이다. 쌀가루와 밀가루는 모두 정제 탄수화물이고, 더군다나 떡은 뭉친 음식, 국수는 국물이 있는 음식이다. 뭉친 음식과 국물 요리는 위암 환자에게 최악의 음식이다. 쌀가루와 밀가루는 수술 후 초기부터 먹을 수 있지만, 아주 조금씩 먹을 때 도움이 되는 것이다. 1인분씩 먹게 되면 식후 혈당이 급격하게 올라가서 십중팔구 고생하게 된다. 따라서 쌀가루나 밀가루로 만든 음식은 소량만 먹되, 단백질 반찬과 함께 먹어야 한다. 뭉친 음식과 국물은 가능하면 먹지 않는 것이 좋다.

오래 꼭꼭 씹기는 죽을 때까지
변함없는 제1의 식사 원칙이다

위 절제술 전에는 깍두기나 멸치 같은 딱딱한 음식을 대충 씹어서 넘겨도 위의 한 부위인 전정부에서 모래알만 한 크기로 분쇄를 시켜준다. 그러나 위 절제술을 받게 되면, 어떤 수술법이든 위의 전정부는 없어진다. 즉, 위의 분쇄 기능이 없어지는 것이다. 앞에서 이미 언급하였지만, 이 기능은 영원히 돌아오지 않는다. 그러므로 이빨을 이용해 열심히 꼭꼭 씹어야 한다.

또 일부 환자의 경우에는 위에서 십이지장으로 넘어가는 길목에서 괄약근의 역할을 하는 유문까지 없다. 유문 보존 위 절제술이 아닌 경우라면, 즉, 원위부 위 절제술이나 전절제술을 받은 사람이라면 더더욱 음식을 꼭꼭 씹어 삼켜야 한다. 유문이 없기 때문에 음식이 빠르게 내려가는데, 잘게 분쇄되지 않은 채로 넘어가면서 식사 후 복통, 설사 등의 소화 관련 불편 증상과 심장 두근거림, 어지러움 등의 전신 불편 증상이 생기기 때문이다.

전절제술 후 식도-소장 문합을 한 경우나 원위부 위 절제술 후 위-소장 문합을 한 경우에는 음식물이 십이지장을 거치지 않기 때문에 췌장에서 나오는 소화액과 음식이 충분히 섞이지 못해 소화와 흡수가 더더욱 안 된다. 따라서 입 안에서 꼭꼭 씹으면서 침에서 나오는 소화액과 잘 섞어서 보내야 한다.

수술 후 1개월 이후 주요 식사 원칙

1. 밥을 주식으로 할 수 있다.

2. 밥과 함께 양념을 많이 사용하지 않은 부드러운 단백질 반찬과 찜
   채소 반찬을 먹자.

3. 수술 2개월 이후부터 질감이 거칠고, 섬유질이 많은 식품을 하나
   씩 시도해 본다.

4. 천천히 꼭꼭 씹어 먹는 것은 죽을 때까지 실천해야 하는 습관이다.

5. 한 번에 먹는 양이 늘 때까지 자주 먹자.

6. 의식적으로 물을 챙겨 마시자.

7. 떡과 면 요리는 소량만 먹고, 단백질 반찬과 함께 먹어야 한다.

CHAPTER 15

수술 후 생길 수 있는 소화 관련 합병증

장폐색, 열이 나면서
복통과 구토가 있다면
응급실에 가야 한다

배가 서서히 아프기 시작하면서, 소화가 잘 안되고 배가 뒤틀리는 통증이 있는 경우가 있다. 그러다가 구토를 하거나 열이 나면 일반적인 배탈이 아닌, '장폐색'을 의심해봐야 한다. 장폐색은 비단 위 절제술뿐 아니라, 복부를 수술하는 모든 수술 후 발생할 수 있는 합병증이다. 수술 부위가 아물 때 보통 주변의 장이나 복벽에 들러붙을 수 있기 때문이다. 이것을 '유착'이라고 하는데, 이렇게 되면 붙어 있는 부분을 중심으로 주변 소장이 꼬이면서, 혈류 공급이 되지 않아 복통이 유발되는 경우가 있다.

장폐색의 예방은 장이 들러붙을 일이 없게 하는 것이다. 이를 위해 가장 쉬운 방법은 평소 상체 움직임을 늘리는 스트레칭을 하는 것이다. 또 충분한 식사를 해서 위장의 운동성을 유지하는 것이 중요하다. 위 절제술 후 충분한 식사는 조금씩 자주 잘 챙겨 먹고, 수시로 물을 마시는 것이다.

만약 이미 배가 아프기 시작하고 뒤틀리는 통증이 생겼다면, 그때부터는 아무것도 먹지 않는 것이 더 안전하다. 일단 금식하고 상체 스트레칭과 걷기를 하는 것이 증상의 악화를 막을 수 있는 방법이다. 그러나 이렇게 수 시간을 했는데도 증상이 호전되지 않거나 통증과 열이 심하게 난다면 바로 응급실로 가야 한다. 보통 응급실에서 하는 것은 영상 검사를 통해 장폐색 정도를 확인하고, 필요하면 비위관(콧줄)을 넣고 장 내부 압력을 줄여 꼬인 장이 저절로 회복되게 한다.

수술 후 모든 소화 문제는
무엇을 어떻게 먹는가에 달려있다

장폐색 외에 위 절제술을 한 환자에게 생길 수 있는 소화 문제는 식후 명치 불편감, 조기 포만감, 속쓰림, 설사, 어지러움 등이 있으며, 이런 증상을 '위 절제 후 증후군'이라고 한다. 이러한 불편감은 보통 입으로 들어오는 음식에 의한 증상이 대부분이다. 따라서 무엇을 어떻게 먹느냐가 속이 편안한 생활을 결정하는 가장 중요한 요소가 된다. 위 절제 후 증후군이 왜 생기는지 이해하면 어떤 것을 먹어야 할지, 어떤 것은 먹지 말아야 할지 바로 이해할 수 있다.

가장 불편한 증상은 덤핑 증후군이다

덤핑Dumping이라는 말은 덤프트럭을 생각하면 쉽게 이해할 수 있다. 덤프트럭은 많은 짐을 한꺼번에 훅 쏟을 수 있는 트럭이다. 이처럼 위에서 십이지장으로 넘어가는 유문이 없으면, 십이지장이나 소장의 입장에서는 음식물이 덤프트럭에서 쏟아지는 것처럼 갑자기 쏟아지는 것이다. 그리고 이 갑작스러운 변화는 우리 몸에 큰 변화를 유발한다. 시간대별로 약간 다른 증상이 있는데, 식사 후 30분 이내 발생하는 '조기 덤핑 증상'과 식후 2~3시간 후에 발생하는 '후기 덤핑 증상'으로 나눌 수 있다.

조기 덤핑은 식후 30분 이내
전신 증상으로 나타난다

조기 덤핑은 식사 직후 30분 이내에 일어나는 증상이다. 걸쭉한 음식물이 갑자기 십이지장과 소장으로 넘어오면서 발생한다. 우리 몸은 농도의 변화를 매우 중요한 신호로 인식한다. 삼투압이라고 이야기하는데요, 혈액 속이든 조직이든 농도가 높은 것이 들어오면 우리 몸은 적정 농도로 유지하기 위해 희석시키려고 한다. 따라서 농도가 높은 음식물이 들어오면 농도를 맞추기 위해 몸에서 소장으로 물을 내보내는데, 이때 혈관 입장에서는 피가 줄어드는 것이 되어 이를 보완하기 위해 사이토카인Cytokine과 호르몬들이 방출되어 혈관 운동 증상이 발생한다. 이 증상은 식후 10분 뒤부터 나타나는데, 혈관 운동의 증상은 심박수 증가, 두근거림, 발한, 화끈거림, 저혈압, 어지러움 등이 있다. 심한 환자의 경우 실신을 하기도 한다. 그리고 소장으로 들어온 많은 물로 인해 위장관 증상이 생기는데, 이는 식후 20-30분경부터 나타난다. 위장관의 증상으로는 복부 팽만, 복통, 울렁거림, 소장에 가스가 지나가면서 나는 꾸럭꾸럭하는 소리, 그리고 설사 등이 있다. 조기 덤핑 증상을 예방하려면 음식을 조금씩 먹어서 십이지장이나 소장에 한꺼번에 많은 음식이 내려가지 않게 하는 것이 중요하다. 또 즙이나 액기스와 같은 농도가 진한 음식, 설탕이나 꿀이 들어 있는 음식, 당도가 너무 높은 과일을 주의해야 한다.

혈관 속에서 위장관으로 물을 보내도 피가 줄어드는 일을 예방하기 위해서는 평소 물을 충분히 마시는 것이 무엇보다 중요하다. 그리고 식후 10분경에 두근거림, 어지러움 등의 혈관 운동 증상이 발생하면 누워있는 것이 가장 안전하다.

후기 덤핑은 식후 2 ~ 3시간 후
발생하는 저혈당 증상이다

식후 2 ~ 3시간 후 식은땀, 초조함과 불안함, 그리고 어지러움 등의 저혈당 증상이 생길 수 있는데, 이를 후기 덤핑 증상이라고 한다. 이 증상은 소장에서 한꺼번에 많이 들어온 음식으로 식후 혈당이 급격하게 올라가 췌장에서 상당수의 인슐린을 만들면서 시작된다. 그리고 과도한 인슐린의 분비로 혈당이 갑자기 떨어져 전신 혈관 증상이 발생한다. 조기 덤핑 때 생기는 전신 혈관 증상은 혈관 속에 물이 줄어들면서 생기는 증상이고, 후기 덤핑 때 생기는 전신 혈관 증상은 혈관 속에 당이 줄어들면서 생기는 증상이다. 결국 혈관 입장에서는 응급 상황이 되는 것이기 때문에 전신에 작용하는 다양한 사이토카인과 호르몬을 분비하여 보완하고자 하고, 그 과정에서 불편한 증상이 느껴지는 것이다.

식후 2 ~ 3시간이 지난 후 식은 땀이 나고 초초함과 불안함과 함께 어지러운 저혈당 징조가 보인다면, 오렌지 주스나 작은 초콜릿을 먹으면 도움이 된다. 하지만 이 대책은 어디까지나 임시 방편이며, 장기적으로는 전혀 도움이 되지 않는다는 것을 꼭 기억해야 한다. 가끔 수술 후 교육에서 식후 덤핑 증상이 왔을 때 초콜릿과 오렌지 주스를 먹으면 된다는 내용을 완전히 잘못 이해해서 덤핑 증상을 예방하기 위해 늘 당이 높은 음식은 꾸준히 먹는 환자들이 있다. 이렇게 되면 덤핑 증상은 점점 심해지고, 당뇨 환자까지 될 수 있으니 꼭 주의해야 한다.

후기 덤핑 증상을 예방하는 가장 중요한 원칙은 저혈당 증상은 식후 고혈당을 찍었기 때문에 생긴 결과라는 것을 기억하는 것이다. 즉, 평상시 식사에서 식후 혈당을 높이는 음식의 비율이 너무 높다는 것이므로, 식후 혈당을 천천히 올리는 식사를 해야 덤핑 증후군 예방할 수가 있다.

덤핑 증상을 예방하는 방법은
부드러운 단백질을 먼저 먹는 것이다

덤핑 증상의 시작은 농도와 당분이 높은 식사를 하는 것이다. 농도가 높은 것의 대표는 국물 요리이며, 당분이 높은 것의 대표는 탄수화물 위주의 식사이다. 가장 대표적인 음식은 칼국수나 수제비와 같은 면 요리이다. 이와 같은 식사는 국물 때문에 농도가 높고, 염분과 밀가루 때문에 식후 혈당을 많이 올리게 되어 반드시 고생하게 된다.

그 다음은 밥과 국, 그리고 몇 가지의 밑반찬 정도로만 식사를 하는 것이다. 이렇게 되면 십중팔구 덤핑 증상이 생긴다. 따라서 반드시 반찬으로는 생선이나 부드러운 고기, 아니면 계란이나 두부가 있어야 하고 이 반찬들부터 먹고 밥을 먹어야 한다.

덤핑 증상이 너무 심할 경우 약을 처방받을 수가 있다. 후기 덤핑 증상이 너무 심한 경우 당 흡수를 방해하는 당뇨약을 처방받을 수 있고, 음식의 이동을 느리게 하는 소화 관련 약물을 처방받을 수가 있다. 하지만 만족스러운 증상 개선은 드물고, 진료 현장에서 경험한 바로는 면, 빵, 떡, 국물 요리를 먹지 않고 고기나 생선과 같은 단백질 반찬을 매 끼니 조금씩 먹는 것이 가장 좋은 방법이다.

덤핑 증상이 아니더라도
설사와 어지러움이 있을 수 있다

다양한 전신 혈관 증상을 포함한 덤핑 증상은 없는데 변이 무르게 나오거나 설사를 달고 사는 환자들이 있다. 이는 수술로 인해 생길 수 있는 여러 가지 변화가 복합적으로 작용한 결과이다. 우선 미주 신경이라는 소화를 돕는 신경도 수술을 하면서 함께 없어지고, 담즙산의 흡수도 줄어들게 되면서 음식물과 췌장 소화액이 충분히 섞이지 않아 지방의 흡수가 저하되었다. 또 위가 없는 관계로 위산이 분비되지 않으면서 장에서 살아야 하는 세균들이 몸의 위쪽까지 올라와 살게 되어 이러한 증상들이 나타나는 것이다. 따라서 설사를 하는 것이 무조건 암의 재발이나 전이를 의미하는 무서운 신호가 아니다.

덤핑과 관련이 없는 설사의 경우 원인이 매우 다양하기 때문에 개별적으로 원인이 무엇일지 찾아야 한다. 그럼에도 대부분의 설사는 당분이 많은 음식을 한꺼번에 섭취하면서 발생한다. 팥죽이나 호박죽을 1인분 다 먹고 설사를 하는 경우도 있으며, 옥수수나 과일을 많이 먹고 설사를 하는 경우도 있다. 따라서 자신이 어떤 음식을 얼마만큼 먹었을 때 설사를 하는지 기록하는 것이 회복에 도움이 된다. 그리고 위-십이지장 문합술을 한 경우라면 췌장 효소가 들어있는 소화제를 복용하면서 부른 변이나 설사가 나아지는지 체크해 볼 수가 있다. 설사가 너무 심할 때는 장이완제나 지사제 등의 약물 치료로 도움을 받을 수 있고, 일부에서는 유산균을 먹어볼 수도 있다.

앉아 있다가 일어날 때 핑 도는 어지러움이 있을 수도 있다. 이를 '기립성 저혈압'이라고 한다. 또 머리가 늘 띵하게 어지러운 환자들도 많이 있다. 이는 덤핑 증상에 의한 어지러움과 달리 어느 시간에나 생길 수가 있다. 보통 식사량 감소로 체력이 저하되고, 하체 근력이 빠지면서 몸 아래에 있는 피가 머리로 빠르게 올라가지 못해서 생기는 어지러움이다. 또한 경미하지만 만성적으로 탈수나 영양 결핍 증상이 생겨 만성적으로 어지러움이 있을 수도 있다.

신물이나 쓴물이 올라와
속이 쓰릴 수 있다

위의 크기가 줄고, 식도와 위 사이의 분문 기능이 없어지면서 음식물이 역류되어 나타나는 불편감이 있을 수 있다. 부분 절제술을 받은 환자의 경우에는 위산이 분비되기 때문에 신물이 올라오는 위산 역류 증상이 있을 수 있고, 전절제를 받은 환자의 경우에는 위산은 없지만 알칼리성 담즙산이 올라와 쓴물이 올라오는 느낌을 받을 수가 있다.

이러한 역류 증상을 예방하기 위한 가장 좋은 방법으로는 식사 후 기대어 있거나 눕지 않는 것이다. 대부분 기력이 없어 운동을 하거나 집 안일을 해야 하는 때 외에는 소파에 기대어 있거나 누워 있는 경우가 많은데, 이러한 생활 습관은 역류 증상을 악화시킬 수가 있다. 또 적어도 취침하기 4시간 전에 저녁 식사를 하는 것과 취침하기 2시간 전에 물을 마시는 것이 역류 증상을 예방하는 데 도움이 된다.

위 수술 후 역류의 가장 흔한 원인은 자기 전에 물을 마시는 것이다

대부분 환자들이 놓치는 실수는 자기 전에 물을 마시는 것이다. TV에서는 취침 전의 물 한 잔이 신장 기능에도 좋고 미용에도 좋다고 한다. 하지만 위 수술을 받은 경우에는 분문이 없기 때문에 물을 마시고 누우면 반드시 역류가 발생한다. 따라서 위 절제술을 받은 경우에는 물은 앉아서 생활할 수 있는 낮에 규칙적으로 마셔야 한다.

역류 증상 예방법
- 자기 전에 가능하면 물 마시지 않기
- 물은 취침 전 2시간 이전에 마시기
- 저녁 식사 후 취침 전 과일 먹지 않기
- 과식 줄이기

- 식사 후 눕지 않기
- 저녁 식사는 취침 전 4시간 이전에 하고 하루 중 가장 적게 먹기
- 식사 후 30분 정도 천천히 산책하기
- 배가 눌리지 않는 편안한 옷 입고 자기
- 베개 두개를 사용하여 상체(등부터)를 약간 높게 만들어주기
- 당연히 금연, 금주하기

도움이 되는 운동

분문 주변의 근육인 횡격막을 발달시키는 복식 호흡(횡격막 운동)

조기 포만감 증상은
부분 절제술을 한 대부분이 경험한다

위 부분 절제를 하면 위가 조금밖에 없고, 특히 음식을 저장하는 기저부가 사라져 음식을 한 숟가락만 먹어도 배가 부르는 조기 포만감이 드는 경우가 있다. 또 명치가 콱 막힌 느낌 또는 통증과 함께 심하면 구토까지 하는 경우도 있다. 이는 위의 80% 이상을 잘라낸 대부분의 환자들이 초기에 느끼는 증상으로, 반드시 조금씩 자주 먹어 영양 부족 문제가 생기지 않도록 해야 한다. 식사량이 확연히 줄어 장기적으로는 영양 부족, 기력 저하, 체중 감소와 같은 증상이 생길 수도 있기 때문이다.

위에서 음식물이
정체되는 경우가 있다

수술 후 일부 환자들의 경우 시간이 아무리 지나도 음식물이 남아 있는 경우가 있다. 이는 수술 과정에서 미주 신경의 절단으로 음식을 위에서 완전히 비우는 운동 기능이 떨어졌기 때문이다. 보통 이런 경우 위내시경 검사를 할 때 음식물이 남아 있다고 듣는 경우가 많다. 그래서 위내시경 준비 시에는 보통의 금식 시간인 8시간보다 더 긴 시간 금식이 필요하다. 물론 금식만 해서는 오히려 음식이 더 잘 내려가지 않고 또 음식이 잘 비워지지 않는 경우가 있다. 더군다나 장시간의 금식은 어지러움과 저혈당 증상을 유발할 수 있어 위험하다. 그래서 위내시경을 준비할 때는 24시간 전부터 식혜나 이온 음료와 같이 소량의 당분이 들어간 음료와 물을 자주 섭취해서 위에 음식이 남지 않도록 하는 것이 도움이 된다.

CHAPTER 16

상황별로 도움을 받을 수 있는 식사법

항암 약물 치료 중에는
영양 상태를 좋게 유지하는 것이 1번이다

항암 약물 치료 중에는 정상 세포도 함께 손상을 받으며, 회복 과정에서는 더 많은 에너지가 필요하다. 그렇기에 꼭 채워줘야 하는 것이 단백질과 충분한 수분 섭취이다. 매 끼니 두부나 계란을 이용한 반찬, 고기나 생선을 활용한 고기 반찬이 꼭 들어가도록 해야 하며, 중간중간 물을 충분히 섭취해야 항암 부작용도 잘 이겨내고, 기력도 유지할 수 있다.

설사는 대부분
밀가루와 국물이 범인이다

차가운 음식, 맵고 짠 음식, 카페인이 많이 들어가 있는 음료 등은 설사를 유발할 수 있다. 또 채소와 과일을 잘못 먹어도 설사를 할 수 있다. 만약 수술을 한 지 1년이 넘었는데도 설사가 잦다면, 국물을 많이 먹거나 밀가루 음식을 많이 먹었는지 의심을 해봐야 한다. 그리고 다시 초심으로 돌아가야 한다. 정제 탄수화물과 양념이 있는 국물 요리를 자제하고, 간이 별로 되어 있지 않은 반찬으로 식사를 하면서 부드러운 단백질을 꼭 챙겨서 먹는 것이다. 또 조금씩 자주, 꼭꼭 씹어 먹어야 한다.

이미 설사를 많이 해서 기운이 없다면 전해질을 보충하기 위해 전해질이 풍부한 식품을 먹으면 좋다. 이때 고구마보다는 감자를 쪄서 먹는 것이 도움이 된다. 고구마는 섬유소가 많아 오히려 소화에 방해가 되니 주의해야 한다.

부드러운 단백질이
많은 재료를 섭취한다

단백질을 많이 먹고 싶지만, 소화가 잘되지 않아 어려운 경우가 있다. 이때에는 단백질 급원 식품 중에서 부드러운 재료로 요리한 단백질 음식을 먹으면 된다. 보통 고기를 갈아서 만드는 떡갈비나 고기완자, 샤브샤브, 닭조림, 대구지리, 복지리, 꽃게살, 연두부나 순두부, 계란찜 등을 활용할 수 있다. 또 고기를 이용할 때 힘줄이 있으면 제거하고 조리해야 먹기 수월하다.

다양한 영양 보충 음료들을
먹어도 좋다

도저히 음식을 먹기 어려운 상황이라면, 영양 보충 음료를 활용하는 것도 좋다. 다만, 1봉 또는 1캔을 다 먹으면 이것으로 설사를 유발하는 경우가 있어 1/3씩 또는 1/2씩 나눠서 먹도록 하자. 또 삶은 달걀을 함께 먹으면 설사도 안 하도 속이 편하다. 특히 죽을 먹는 시기라면 죽을 끓일 때 함께 넣어서 끓여도 좋다. 밥을 먹는 시기라면 식사 중에 물이나 국 대신 먹어도 된다.

식욕이 너무 없을 때
식초나 들깨 가루를 활용해 보자

식욕이 너무 없을 때는 외식을 하는 것도 도움이 된다. 하지만 1인분을 다 먹으면 며칠동안 고생을 하게 되니 조금만 먹어야 한다. 평소 좋아하던 음식을 한 숟가락 정도 먹어보고 소화력에 따라 좀 더 먹되, 1/2 인분 이상은 조심하자. 다만, 짠 맛이나 매운 맛이 위의 기능을 떨어뜨리기 때문에 식초나 들깨 가루 등을 활용해서 맛과 향을 풍부하게 해서 먹는 것이 좋다. 또 증상이 너무 심한 경우는 주치의 선생님과 상의하여 식욕 촉진제를 단기간 쓰는 방법이 있다.

같은 재료라도 조리법에 따라
소화가 안 될 수 있다

같은 고기라도 전 요리나 튀김 요리로 해서 먹기 보다는 찜이나 구이 (전 요리보다 기름을 덜 쓰는 것)를 해서 먹는 것이 좋다. 단, 수육을 먹을 때는 국물을 먹지 않는 것이 소화에 도움이 된다.

잊지 말자.
소화하기 가장 힘든 것은 짠 음식이다!

맵고 짠 음식은 위를 많이 자극할 수 있다. 매운 음식은 미각이 아닌 통각(통증을 느끼는 감각)으로 인지하는 것이기 때문이다. 그래서 위 절제술 이후에 매운 음식을 먹게 되면, 소화 기관이 과민해져 수술 전보다 더 큰 소화 장애를 경험하게 된다. 수술 전 즐겨 먹던 다양한 젓갈 요리, 장아찌 등의 밑반찬은 말할 것도 없고, 라면, 매운탕, 고추장찌개, 부대찌개 등의 매운 국물 요리는 먹게 되면 반드시 복통과 설사로 2~3일 고생한다. 지금 시점은 체중 1kg이 소중할 때인데, 이렇게 2~3일 고생하면 한 달 내내 신경 써서 겨우 유지하던 체중의 2~3kg이 금방 빠진다. 꼭 기억해서 수술 후 1년까지는 양념이 거의 없는 식사를 유지하는 것이 중요하다. 물론 1년 이후에도 소화가 안 되면 짠 음식을 먹고 있지 않은 지 점검해야 한다.

밥이 안 넘어간다고
말아먹으면 안 된다

음식이 늘 잘 내려가지 않는 느낌이 있기 때문에 대부분의 위암 환자들은 일단 물에 밥을 말아먹는 경우가 많다. 아니면 콩나물국이나 고깃국에 밥을 말아먹는다. 그런데 이렇게 먹으면 입에서 목까지만 잘 넘어가는 느낌이 드는 것이지, 실제 위는 엄청나게 고생하게 된다. 앞에서 계속 언급하였듯이 밥은 국에 적시지 않고 꼭꼭 씹어서 넘겨야 하고, 국은 아주 소량만 숟가락으로 떠서 따로 먹는 것을 꼭 기억해야 한다.

PART 3

수술 후 경험하는
다양한 증상들

INTRO

위암 경험 이후 10년 이상 지난 환자들 중에는 70대의 환자들도 있고, 90세가 넘은 고령의 환자들도 있다. 그중 70대의 환자들을 가장 많이 보게 되는데, 대부분이 비슷한 이야기를 한다.

"가슴이 답답하고 숨쉬기가 어려운데, 폐에 문제가 있는 건가요?"
"어지러운 데 머리에 문제가 생긴 것은 아닌지 걱정입니다."
"살이 안 쪄요. 기운이 없어 괴롭습니다."
"다리에 쥐가 나서 잘 때 힘들어요."
"밤에 2~3시면 일어나서 다시 잠들기가 어려워요."
"매일 걷는데 다리에 근육이 안 붙어요."

이런 증상은 위암 환자들의 미래이기도 한데, 충분히 예방이 가능하다. 이번 파트에서는 이런 다양한 불편을 어떻게 예방하고 관리하는지 알아보도록 하겠다.

CHAPTER 17

피로하고 피곤하고, 근육이 계속 빠진다

위암 경험자의 피로는
원인이 확실하다

암 관련 피로는 암 자체 또는 그 치료 과정에서 겪는 피곤하고 기진맥진한 느낌이다. 수면이나 휴식으로는 해소되지 않고 일상생활에 지장을 줄 정도로 피곤한 경우가 많다. 암 관련 피로는 실제 암 환자의 60% 이상이 경험하며, 수주, 수개월, 심지어는 수년 동안 지속되기도 한다. 보통 치료가 진행됨에 따라 더 심해진다.

　피로는 간단하게 보면 에너지 균형이 안 맞아서 생기는 증상이다. 소모는 많은데, 그만큼 에너지를 채우지 못해 피로한 것이다. 가끔 '나같이 놀고먹는 사람이 왜 이렇게 피곤한 건지 모르겠어요.'라고 하는 환자들이 있다. 이러한 경우에는 몸을 움직이지 않기 때문에 피곤한 것이다. 또 어떤 환자는 '매일 2시간씩 걷고, 운동도 하는데, 왜 피곤한 건지 모르겠어요.'라고 한다. 이는 영양은 챙기지 않고 운동만 열심히 하기 때문에 그런 것이다.

잘 먹고, 잘 자고, 잘 놀고, 잘 싸면 피곤할 일이 전혀 없다. 설령 피곤하더라도 그 상황을 즐기게 되고, 이내 회복하게 된다. 에너지의 소비와 충전을 생각해 보자. 내 몸과 마음의 에너지 충전은 충분한 수분 섭취, 균형 잡힌 식사, 질 높은 수면, 적당한 휴식과 레저 활동으로 가능하다. 또 에너지 과소비는 내가 할 수 있는 모든 범위 밖의 것을 할 때 발생한다. 누구나 하는 살림이나 몸에 좋다는 운동도 본인이 할 수 있는 범위 이상을 하면 피로할 수밖에 없다.

위암 경험자들은 대부분 완벽주의 기질이 있다. 그래서 살림도 너무 완벽하게 하고, 운동도 일단 마음을 먹으면 신념처럼 열심히 한다. 즉, 살림과 운동을 육체 노동자들처럼 하고 있는 경우가 많은 것이다. 또 성격이 좋게 말하면 섬세하고, 나쁘게 말하면 예민하다. 이런 성격과 완벽주의 기질이 만나면, 에너지 소비는 최대치를 찍게 된다. 남들이 그냥 하는 장보기나 텃밭 가꾸기 등도 허투루 못하는 것이다. 체력이 안 되면 그냥 주문해서 써도 될 채소를 기어코 직접 가서 일일이 비교해서 고른다. 혹여 텃밭 가꾸기라는 취미가 생기기라도 하면, 잡초가 하나도 없을 때까지 뽑다가 피로와 손가락 관절염이라는 병까지 얻기 일쑤이다. 따라서 뭐든 자신이 가지고 있는 에너지 내에서 활동하는 것이 가장 중요하다는 사실을 항상 인지하고 있어야 한다.

심한 피로는 의사의 도움을 받아야 한다

앞에서 언급한 에너지 균형을 검토해서 문제점이 발견되었는가? 그렇다면 그에 맞게 3개월 정도 신경을 써서 관리를 해 보자. 혹시 그렇게 했는데도 피로가 회복되는 기미가 없고, 이 때문에 일상생활이 어렵다면 의사와 상담하여 개선이 불가능한 원인이 무엇인지 확인할 필요가 있다. 예를 들어, 빈혈로 인한 피로라면 아무리 잠을 잘 자도 피로가 해결될 수 없다. 또 섬유 근육통이나 불면증, 불안이나 우울 증상은 약물의 도움을 받아야만 호전이 될 수 있는 피로의 원인이다. 하지만 이렇게 진단을 내릴 수 있는 피로의 원인조차도 생활 습관을 검토해서 자가 관리를 하면 더 빨리 개선될 수 있다. 다음 장부터는 자가 관리가 가능한 피로의 원인들을 하나씩 살펴보도록 하겠다.

씹을 것이 없는 식사:
피로, 근력 저하

위암 경험자가 피로하다고 하면 첫 질문에서 대부분 답이 나온다. 필자의 첫 질문은 항상 "식사는 잘 하세요? 고기나 생선 중 하나는 100g은 먹어야 제대로 먹는 겁니다."이다. 이 질문에 "예."라고 대답할 사람은 필자에게 올 일이 없겠지만, 환자들이 하는 답의 십중팔구는 "아니요."이다. 이어서 대부분의 환자들이 하는 말은 "고기나 생선을 매일 어떻게 먹습니까?"이다. 위암 수술 후 대개 1년 이상이 지나면, 영양 교육의 내용을 모두 잊어버리는 것 같다. 환자들에게 수술하고 퇴원할 때 이미 받았던 영양 교육의 내용을 다시 한 번 설명하면, 대부분이 처음 듣는다는 표정을 짓는다. 위암 수술 후 식사에서 죽을 때까지 지켜야 할 중요한 원칙인 천천히 꼭꼭 씹어서 먹는 것조차 말이다.

대부분 씹을 것이 없는 식사를 하고 있다. 한 부류는 밀가루로 만든 요리를 먹는 부류이다. 면이 후루룩 넘기기 좋다고 이야기한다. 또 한 부류는 국이 없으면 밥이 안 넘어간다고 이야기하거나, 밥에 밑반찬만 먹는 부류이다. 즉, 메인 반찬은 없고, 전부 냉장고에 있던 멸치볶음, 장조림, 오징어채, 김이나 젓갈 같은 짠 밑반찬으로만 식사를 하고 있는 것이다. 씹을 것, 즉 고기나 생선, 하다못해 두부나 계란이라도 있어야 한다. 단백질이 부족한 식사들이 쌓이고 쌓이면 근력이 저하되면서 피곤할 수밖에 없다. 또 밀가루 음식, 짠 국물 요리나 밑반찬들은 위에서 빨리 지나가기 때문에 어지럼증, 기력 저하, 설사 등의 불편감을 유발하고, 이 자체로 일상이 피곤해질 수밖에 없게 된다.

위암 경험자는 그 누구보다 단백질 섭취 비율이 높아야 한다. 이미 빠져 버린 근력을 올리기 위해서이다. 그런데 대부분은 유지도 안 될 만큼의 단백질만을 섭취하고 있다. 영양을 어떻게 채워야 하는지는 'PART 2. 위암 수술 후 식사 관리의 모든 것'에서 다루었으니, 혹시 해당된다면 다시 읽어보도록 하자.

수분 부족:
피로, 기력 저하

수분 섭취가 부족한 것도 피로의 원인이 될 수 있다. 위암 경험자들은 물과 같은 액체 종류도 배가 불러서 많이 못 먹는다. 그래서 만성 탈수 상태에 있는 환자들이 많다. 그러나 이들은 이러한 갈증을 잘 못 느낀다. 갈증은 평소 수분 공급이 원활하던 사람들만 느끼는 건강한 감각이기 때문이다. 아무리 요구해도 들어주지 않는 것을 계속 요구하는 것도 에너지가 들기 때문에, 늘 수분 섭취가 부족한 위암 환자들의 몸은 이제 갈증 신호를 무시한다. 그런데 갈증은 못 느끼게 적응할 수는 있어도, 이로 인해 대사가 원활하지 못한 것은 어떻게 해결이 안 되고, 우리 몸은 계속 피로하고 어지러울 수 있다. 낮에 물을 충분히 마시면서 활동하고 있는지를 돌이켜 보자. 물은 적어도 하루에 1.5~2L는 마셔야 한다. 단, 벼락치기 숙제처럼 저녁에 몰아서 마시면 안 된다. 역류만 되고 전혀 도움이 안 되기 때문이다. 물 또한 조금씩 자주 마시는 것이 좋다.

철분 부족:
피로, 어지럼증

위암 경험자는 아무래도 충분히 먹지 못하기 때문에 다양한 영양소가 전반적으로 부족할 수 있고, 몇몇 영양소는 부족하면 피로한 정도를 넘어 병이 되는 경우가 있다. 철분이 그렇다. 위암 경험자는 철분 흡수가 부족해서 빈혈이 생기지는 않았는지 정기적으로 확인해야 한다. 철 결핍성 빈혈은 단순히 기력 저하나 피로를 넘어 어지러움이나 숨참, 두근거림 등의 심폐 기능 저하를 유발할 수 있기 때문이다.

철분은 대부분 십이지장에서 흡수되며, 위산이 있을 때 더 잘 흡수된다. 그래서 부분 절제보다 전절제를 한 경우 흔하게 나타나며, 위-십이지장 문합법보다는 위-소장 문합법을 한 경우 더욱더 잘 발생한다. 실제 위암 수술 경험자 2명 중 1명은 철 결핍성 빈혈을 경험한다.

철 결핍성 빈혈을 예방하기 위해서는 철분이 풍부한 식사를 매일 해야 한다. 철분은 육류와 어패류, 녹색 채소에 많이 들어 있다. 만약 혈액 검사에서 철 결핍성 빈혈이 확인되었다면, 영양 관리와 함께 약물의 도움을 받아야 한다. 즉, 경구 철분제를 복용해야 하는 것이다. 다만, 경구 철분제 중에는 소화 불량, 속쓰림, 메스꺼움, 변비 등의 부작용이 있는 약제가 있다. 그래서 가끔씩 먹다가 그만 두는 경우를 많이 본다. 이럴 경우에는 혼자 생각해서 약을 중단하지 말고 의사와 상의하여 약을 변경해야 한다. 부작용이 적은 경구 철분제를 쓸 수 있고, 필요하면 주사를 맞을 수 있다.

비타민 B12 부족:
피로, 손발 저림, 감정 기복,
인지 기능 저하

비타민 B12는 수용성 비타민 중 하나인데, 흡수가 부족하면 악성 빈혈이 생길 수 있다. 또한 비타민 B12가 부족하면 당연히 피로하고 기력이 떨어진 느낌이 든다. 이와 함께 혀의 볼록볼록한 유두가 줄어 맵거나 짠 음식을 먹을 때 혀에서 통증이 발생한다. 게다가 신경계에도 필요한 영양소이기 때문에 손저림과 같은 말초 신경 증상이 생기기도 하고, 감정 기복이 커지거나, 우울감을 느끼기도 한다. 또 가족들이 보기에는 인지 기능이 떨어진 것처럼 보이기도 한다.

비타민 B12를 우리 몸이 흡수하려면, 위가 필요하다. 즉, 위벽 세포에서 분비하는 내인자라는 단백질과 산성 환경이 필요하다. 그러나 위 전절제를 한 경우에는 위벽 세포가 없기 때문에 비타민 B12 흡수가 불가능하다. 그래서 2-3개월마다 비타민 B12 주사를 맞아서 공급해 주어야 한다. 많은 환자들이 평생을 이렇게 맞아야 하는지 묻는데, 계속 이렇게 맞는 것이 맞다. 수년간 맞지 않으면 보통 치매라고 오인하기도 한다. 물론 그렇다고 매달 맞을 필요는 없다. 혈액 검사로 수치를 알 수 있는데, 가끔 정상보다 매우 높은 수치를 유지하는 환자들이 있다. 정상보다 매우 높게 유지하는 것이 어떤 특별한 이득이 있지는 않다. 수용성 비타민이므로 소변으로 버려질 뿐이다. 이론상으로는 4개월마다 한 번씩 맞는 것이 좋다.

만약 전절제가 아닌 부분 절제를 하였다면 비타민 주사는 필요 없다. 다만, 원위부 위 절제술을 하게 되면 위의 산성 환경이 잘 유지가 되지 않기 때문에 수술 전처럼 내인자가 충분히 흡수하지 못할 수도 있다. 그래서 비타민 B12가 풍부한 식사를 챙기는 게 필요하다. 대부분의 사람들은 비타민 B12가 수용성 비타민이기에 채소나 과일을 많이 먹어야 한다고 생각하는데, 사실 고기에 더 많이 들어있다. 그래서 매일 고기나 생선 중 하나를 100g 이상 섭취하면 근육 보존 뿐 아니라, 비타민 B12도 흡수할 수 있다. 또 비타민 B12를 채워줄 수 있는 건강 기능 식품인 비타민 B 복합제를 활용하는 방법도 있는데, 종종 소화 불량을 가중시키기 때문에 고함량 영양제보다는 함량이 적은 영양제가 적당하다.

칼슘과 비타민 D 부족:
만성피로, 골감소증, 골다공증

위 절제술 후 십이지장을 거치지 않는 위-소장 문합법 수술을 한 경우에는 음식물이 십이지장을 거치지 않기 때문에 칼슘의 흡수가 떨어진다. 또 지방질의 흡수도 저하되면서 지용성 비타민 중에 하나인 비타민 D의 흡수도 떨어진다. 칼슘과 비타민 D 흡수가 저하되면 우리 몸은 혈액 속에 있는 칼슘 농도를 일정하게 유지하기 위해 부갑상샘 호르몬(PTH)이 증가한다. 부갑상샘 호르몬은 뼈에 작용하여 뼛속의 칼슘을 뽑아 혈액 속으로 보내도록 연락을 해 주는 호르몬이다. 이 신호가 지속적으로 발생하면 점점 골감소 속도가 증가하여 골감소증과 골다공증의 위험이 높아진다. 사실 골다공증 자체는 큰 병이 아니다. 하지만 위암 경험자는 몸에 근육이 없기 때문에 나이가 들어 균형 감각이 떨어지면 넘어졌을 때 뼈가 부러질 위험이 매우 높다. 우리나라의 위암 환자 13만 명을 추적한 연구에서 위암 경험자들이 위암 경험이 없는 같은 성별, 같은 나이의 사람들보다 골절 위험이 60% 높았다는 것을 알 수 있었다.

칼슘은 식사를 통한 흡수가 중요하다. 칼슘이 많이 들어 있는 대표적인 식품은 고기나 어패류, 유제품이다. 계속해서 같은 이야기인데, 매일 고기나 생선 중 하나를 100g 이상 섭취하면 근육 보존 뿐 아니라, 뼈도 튼튼하게 발달시킬 수가 있다. 또한 비타민 D는 햇빛을 쬐야 지만 체내에서 합성이 잘 된다. 또 운동을 하는 것이 근육과 뼈를 자극시키므로 운동도 반드시 병행되어야 한다. 그리고 정기적으로 골밀도 검사를 받아 뼈의 상태를 확인하는 것이 필요하다. 여성이라면 폐경 이후, 남성이라면 65세 이후부터 골밀도 검사를 통해 뼈의 상태를 확인할 필요가 있으며, 흡연을 한 적이 있다면 좀 더 젊은 나이부터 확인하는 것이 좋다.

검사에서 골감소증이 확인되었다면 식사와 운동뿐 아니라, 칼슘과 비타민 D를 처방받아서 먹도록 해야 한다. 여기서 기억할 것은 칼슘 영양제 중에 먹어도 소용이 없는 것이 있다는 것이다. 칼슘 영양제는 탄산 칼슘Calcium carbonate 제형과 구연산 칼슘calcium citrate 제형이 있다. 탄산 칼슘 제형이 같은 양을 먹었을 때 칼슘 함유량이 더 높으면서 가격도 저렴하기 때문에 보통의 골감소증이나 골다공증 환자들은 탄산 칼슘 제형을 복용하면 된다. 하지만 탄산 칼슘은 위산이 있어야 흡수될 수 있어 전절제를 한 경우 위산 분비가 없기 때문에 탄산 칼슘을 먹어도 아무런 소용이 없다. 또 원위부 위 절제술을 한 경우에도 위산 분비가 확연히 줄어들어 있기 때문에 흡수가 미비할 수 있다. 따라서 위 전절제를 했거나 원위부 위 절제술을 받은 경우에는 위산과 상관없이 흡수될 수 있는 구연산 칼슘을 복용하는 것이 적절하다.

마지막으로 검사에서 골다공증이 확인되었다면 앞서 언급한 칼슘과 비타민 D 보충과 함께 골다공증 치료를 위한 약제를 처방 받아야 한다. 약제는 경구제도 있고, 주사제도 있다. 또 경구제는 매일 복용하는 것이 있고, 일주일에 한번 복용하는 것이 있다. 제품이 꽤 다양하니, 뼈 상태와 나이, 그리고 부작용 등을 고려하여 결정하면 된다.

미량 영양소 전반적인 흡수 부족:
만성 기력 저하

위암 경험자들은 아연, 구리, 마그네슘, 셀레늄 등 다양한 미량 영양소들이 부족할 수 있다. 미량 영양소들은 빈혈이나 골다공증처럼 병적인 변화를 유발하지는 않는다. 하지만 가끔 미량 영양소의 전반적인 부족은 다른 검사 소견으로 설명하기 어려운 다양한 체력 저하 증상과 관련이 있을 수 있다.

소화력이 괜찮다면 종합 비타민을 활용해도 좋다. 하지만 위암 경험자 대부분은 고함량 비타민을 복용하면 속이 더부룩하고 부은 느낌이 든다고 이야기한다. 이럴 때는 일일 권장량 이하의 조합으로 만들어진 종합 비타민 정도가 적절하다. 또 대부분의 미량 영양소는 고기나 생선, 채소에 골고루 들어있기 때문에 식사를 잘 챙겨 먹기만 해도 어느 정도는 해결될 문제이다.

단백질 부족:
대부분의 피로, 손발톱 갈라짐,
탈모, 근감소증

어떤 수술이든 받고 나면, 수술 전보다 더 잘 챙겨 먹어야 회복이 된다. 즉, 우리 몸의 에너지 필요량은 평소보다 20-30% 이상 더 올라가고, 당연히 단백질 섭취도 평소보다 더 많이 해야 한다. 하지만 위 수술만은 그렇게 회복하기가 어려워 몸에 있는 지방과 근육에서 회복에 필요한 에너지를 가져다 쓴다. 그 결과, 거의 모든 위암 환자는 수술 후 몰라보게 살이 빠진다. 보통 수술 후 3~6개월 사이에 체중이 최저치에 도달하여 평균적으로 수술 전보다 약 10~15% 감소하게 된다. 더군다나 단백질은 근육뿐 아니라 피부, 뼈, 손톱, 발톱, 머리카락

등의 우리 몸의 모양을 결정하는 모든 것을 만드는 데 필요하다. 그래서 단백질 섭취가 부족하면 손발톱이 잘 갈라지고, 세로로 결이 생기면서 우둘투둘해 보인다. 또 머리카락이 푸석푸석해지고 가늘어지며, 심할 경우 탈모가 생기기도 한다.

미용과 건강 모든 면에서 단백질은 꼭 채워야 하는 다량 영양소이다. 그런데 대부분의 위암 경험자들은 시간이 흐를수록 식사를 수술 직후처럼 챙기지 않게 되어 볼 때마다 살이 빠져 있다. 대부분 물과 근육이 빠지는 근감소증이 되는 것이다. 많은 환자들이 근육이 줄어드는 것은 어쩔 수 없는 노화aging의 과정이라고 생각한다. 특히 위암 경험자들은 더더욱 근육을 되돌리기는 어려울 것이라고 생각한다. 물론 노화는 막을 수 없는 자연의 섭리이지만, 노쇠frailty는 다르다. 노쇠는 병적인 노화이며, 개선할 여지가 있다. 위암 경험자들의 노쇠를 가속화하는 것은 바로 빠른 근육 손실이다.

CHAPTER 18

근감소증을 조심하자

근감소증이란

근감소증은 말 그대로 '근육 감소증'으로, 근육량과 근력 모두가 병적으로 적은 상태를 말한다. 특히 대부분의 위암 경험자들이 노년에 근감소증으로 고생을 한다. 보통 의학적으로 근감소증 진단 기준이 있지만, 집에서 확인하는 자가 진단을 활용해도 꽤 정확하다.

다음과 같이 스스로 진단해 볼 수 있는 간이용 자가 진단법을 소개하니, 자신이 근소감증에 해당되는지 살펴보자. 만약 근감소증 의심 단계로 나온다면 앞으로 더 주의해서 영양과 운동, 휴식을 챙겨야 한다.

한국형 근감소증 자가 진단

10점 만점에 4점 이상이면 근감소증 의심

항목	질문	점수
근력	무게 4.5Kg(9개의 배가 들어 있는 박스)을 들어서 나르는 것이 얼마나 어려운가?	• 전혀 어렵지 않다.—0 • 조금 어렵다.—1 • 매우 어렵다. 할 수 없다.—2
보행 보조	방안 한 쪽 끝에서 다른 쪽 끝까지 걷는 것이 얼마나 어려운가?	• 전혀 어렵지 않다.—0 • 조금 어렵다.—1 • 매우 어렵다. 　보조기(지팡이 등)를 사용해야 　가능하다. 할 수 없다.—2
의자에서 일어서기	의자(휠체어)에서 일어나 침대로, 혹은 침대에서 일어나 의자로 옮기는 것이 얼마나 어려운가?	• 전혀 어렵지 않다.—0 • 조금 어렵다.—1 • 매우 어렵다. 　도움 없이는 할 수 없다.—2
계단오르기	10개의 계단을 쉬지 않고 오르는 것이 얼마나 어려운가?	• 전혀 어렵지 않다.—0 • 조금 어렵다.—1 • 매우 어렵다. 할 수 없다.—2
낙상	지난 1년 동안 몇 번이나 넘어졌나?	• 전혀 없다.—0 • 1~3회.—1 • 4회 이상.—2

자료 : 한국노인노쇠코호트연구단

또 직접 허벅지나 종아리 둘레를 집에서 측정해서 확인할 수도 있다.

허벅지와 종아리 둘레 측정해보기

허벅지 둘레	앞을 보고 바르게 섰을 때 손끝이 닿는 허벅지 부위가 보통 다리에서 가장 두꺼운 부위이다. 이 부위를 줄자를 이용해서(지면과 수평이 되어야 함) 측정해 보자. 남자는 49 cm, 여자는 44 cm 이상은 되어야 정상이다.
종아리 둘레	종아리는 가장 두꺼운 알통 부분의 가운데 부위이다. 이 부위를 줄자를 이용해서(지면과 수평이 되어야 함) 측정해보자. 남자는 35cm 여자는 33cm가 이상이 정상이다. 주의: 보통 비만인 경우에는 근육이 아닌 지방 때문에 둘레가 많이 나가는 경우가 있어 정확하지 않을 수 있다. 하지만 위암 경험자들 중에는 비만 보다는 저체중인 사람들이 많기 때문에 해당 둘레 이상이 되는 것이 정상이라고 생각하면 된다.

근감소증 간이 기능 검사

검사 ①	**제자리에서 한쪽 다리 들고 서 있어 보기** 5초 이상 가능해야 정상. 제자리에 서서 한쪽 다리를 들고 서 있어 보자. 이때 5초 이상 버티지 못한다면 근감소증일 가능성이 있다. 주의: 넘어질 수 있으니 벽 근처나 의자 근처에서 해야 한다.

검사 ②	**의자에서 팔짱 끼고 다리 힘으로 일어나기** 가능해야 정상 의자에 앉은 상태에서 팔짱을 끼고 다리의 힘으로 일어나 보자. 손을 짚어야 가능하다면 근감소증일 가능성이 있다.
검사 ③	**100m를 걷는 소요 시간 확인** 100m를 1분 30초 이내로 걸어야 정상

근감소는 골다공증,
골관절염, 골절과 밀접

근육이 적으면 뼈와 관절이 약해지고, 통증이 잘 생긴다. 위암 경험자는 위 절제술을 했기 때문에 일반 사람보다 칼슘과 비타민 D 흡수가 부족할 수 있다. 그래서 뼈가 약해지는 골감소증과 골다공증 발생 위험이 높다. 그런데 이 상황에서 뼈와 관절의 기능을 도와주는 근육까지 줄어든다면 뼈 건강이 더 빠르게 나빠진다.

원래 골관절염은 체중이 많이 나가는 사람들에게 잘 생기는 불편 증상이다. 무릎 통증이나 허리 통증이 보통은 무거운 몸과 관련이 있기 때문이다. 하지만 정반대로 저체중인 경우에도 무릎 통증이나 허리 통증을 달고 사는 사람들도 있고, 위암 경험자 중에서도 많이 있다. 근육이 너무 없어서 근육 입장에서는 무거운 몸이기 때문이다.

또 발목을 잘 삐는 사람들도 다리 근육이 적고, 발목 인대가 불안정한 것이다. 삐는 정도를 넘어 발목이나 고관절 등 하체 관절 주변 뼈가 부러지게 되면 치료 과정에서 움직이지 못하기 때문에 근감소가 더 빠르게 온다. 실제 전체 근육의 70%는 배꼽 아래 엉덩이와 다리 근육에 몰려 있다. 만약 2주간 다리를 사용하지 않고 누워있게 되면, 다리 근육의 20%가 감소한다. 이렇게 근육이 빠지면 관절과 뼈는 더 불안정해지고, 통증은 더욱 가중된다.

상체 근감소는 소화 장애, 사래, 쉰 목소리, 등 통증, 꼬부랑 할머니와 밀접

식도, 위, 십이지장, 소장 및 대장으로 이루어진 소화 기관도 근육으로 이루어져 있다. 그리고 이 근육 운동으로 소화 과정이 시작된다. 따라서 위 수술 후 상체 근육이 유지가 안 되면 소화가 더 어렵다. 더군다나 얼굴, 턱, 목에도 모두 근육이 있다. 그래서 위암 경험자들은 나이가 들면서 목이 잘 쉬거나, 사래가 잘 걸리게 되는데, 이것 역시 근감소와 관련이 있다. 물론 쉰 목소리가 개선되지 않고 점점 심해진 다면 후두나 갑상선에 문제가 있는 것은 아닌지 의사와 상담해야 한다. 하지만 대부분 위암 경험자의 쉰 목소리는 아침에 괜찮다가 말을 많이 하다 보면 목이 쉬거나, 오후에 목이 잘 쉰다. 즉, 근육을 쓰면서 발성에 관여하는 근육이 피로해지면서 나타나는 증상이다. 또한 위암 경험자는 대부분 어깨가 말려 있거나, 자세가 구부정하다. 이렇게 구부정한 자세는 점점 일자목(거북목)과 일자허리를 만들고, 더 심해지면 등허리가 굽게 된다. 등허리가 굽어서 지팡이를 짚고 다니는 꼬부랑 할머니들 중에 척추뼈에 문제가 있는 사람들은 별로 없다. 오히려 척추뼈를 세워주는 척추기립근과 척추뼈 주변의 코어 근육이 없어서 등허리가 점점 굽는 것이다.

근감소증은 당뇨병과 밀접

당뇨병은 혈액 속의 혈당이 높은 병이다. 식사를 하면 탄수화물은 포도당으로 분해되어 흡수된다. 만약 필요 이상으로 많이 들어오는 이 포도당을 적절히 쓰지 못하면, 혈액 속에서 계속 높은 혈당이 유지되어 결국 뇌나 심장과 같은 중요한 장기에 손상이 오게 된다. 이때 필요 이상의 혈당을 가장 효과적으로 해소해 주는 장기가 바로 근육이다. 그래서 근육이 줄어들면 혈액 속 포도당을 전부 소비하지 못해 결국 혈액으로 남게 된다.

보통 위암 수술을 하고 하면 고혈압, 당뇨, 고지혈증 진단을 받고 약을 먹던 사람들도 체중이 10kg 이상 빠지기 때문에 대부분 모든 만성 질환이 개선된다. 그런데 세월이 흘러 근육이 줄어들면, 체중은 별로 안 나가는데 당뇨 환자가 되는 위암 경험자들이 많이 있다.

근감소증은
인지 기능 저하와 밀접

정신은 몸을 쓸수록 건강해진다. 현재까지 알려진 거의 유일한 치매 예방법이 바로 운동이다. 즉, 근육을 보존하는 것이 중요한 것이다. 근육이 줄어들고, 단백질 섭취까지 줄어들면 점점 인지 능력이 떨어지게 된다. 근감소와 인지 기능의 선후 관계가 명백하게 밝혀진 것은 아니다. 어떤 연구에서는 근감소증 환자에서 치매 위험이 높다고 이야기하고, 어떤 연구에서는 치매 환자에서 근감소증이 많다고 보고하니 말이다. 하지만 둘 다 가능하다. 왜냐하면 근감소를 일으키는 위험 요인과 치매를 일으키는 위험 요인 대부분이 중복되기 때문이다. 즉, 노쇠, 활동량 감소, 단백질 섭취 부족, 호르몬 변화, 활성 산소 및 스트레스가 관여한다. 따라서 인지 기능이 떨어지면서 근감소가 생길 수도 있다. 다만 위암 경험자는 치매 때문에 근감소가 생기는 경우는 거의 없다. 위 절제술 경험 및 영양 섭취 부족으로 근감소가 명백히 먼저 일어나기 때문이다. 그러나 앞서 언급한 기전들을 통해 치매 위험이 올라갈 수 있기 때문에 반드시 근육을 보존할 수 있는 생활 습관을 길러야 한다.

CHAPTER 19

결국 단백질을 챙겨 먹는 것이 지상 과제이다

단백질은 매일 본인 체중 1kg 당 1g은 먹어야 한다

단백질은 저장되는 영양소가 아니다. 또 한 번에 흡수될 수 있는 양도 정해져 있다. 그래서 한 번에 몰아서 먹기보다 매 끼니마다 챙겨 먹는 것이 좋다. 이 사실은 모든 사람에게 해당되는 영양 규칙이다. 보통 일반 성인이 하루에 필요한 단백질의 최소량은 체중 1kg 당 0.8g 정도이다. 그러나 암 환자이거나 수술 후 회복 중에 있는 사람 등 체력 보강이 필요한 경우라면 체중 1kg당 1g의 단백질은 채워줘야 한다. 또 노쇠나 근감소를 예방하고, 근력을 키우기 위해서는 체중 1kg당 1.2g의 단백질을 채워줘야 한다. 그러므로 위암 경험자라면 체력 보강을 위해 본인의 체중 1kg당 1 ~ 1.2g의 단백질은 먹어야 한다. 예를

156

들어 자신의 체중에 55kg이라면 55~66g의 단백질은 먹어줘야 하는 것이다. 단백질은 매 끼니와 간식을 통해 10~20g 정도 먹는다고 생각하면 된다.

매일 잠을 자고 밥을 먹듯이, 단백질도 꾸준히 먹어야 체력 보강이 되고, 근감소증이나 노쇠를 예방할 수 있다. 위의 그림은 식품 100g당 함유된 단백질 함량을 나타낸 것이다. 기억할 것은 식품의 무게가 단백질 무게가 아니라는 것이다. 즉, 육고기는 100g 먹으면 그중에 20g이 단백질이다. 또 우리나라에서 흔히 먹는 한끼의 양에 따른 단백질 함량 정보도 있으니 참고하여 양을 채워보자.

고기는 암을
일으킨다고 하던데?

가끔 TV 프로그램에서 암이 있는 사람은 고기가 암세포를 만들기 때문에 먹지 말라고 하는 경우가 있다. 또 실제 적색육이나 가공육이 암을 일으킬 수 있다는 연구도 있다. 그러나 이 경우는 매일 적색육을 300~400g 이상씩 먹는 경우이다. 즉 과잉 섭취 시 일어날 위험을 말하고 있는 것이다. 또한 이 양은 위암 경험자들은 먹으려고 해도 먹지 못하는 양이니 고기를 먹고 다른 암이 생길까 염려할 필요가 전혀 없다. 오히려 문제는 고기를 아예 안 먹는 사람들도 고기를 많이 먹는 사람들이 생기는 병이 생길 수 있다는 것이다. 식사에서 탄수화물이

식품 100g 당 단백질 함유량

식물성

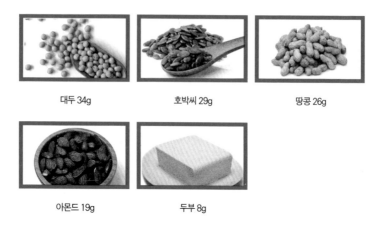

대두 34g   호박씨 29g   땅콩 26g

아몬드 19g   두부 8g

동물성

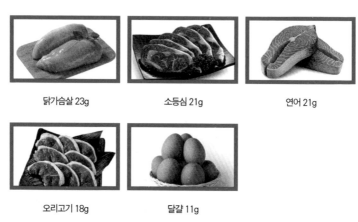

닭가슴살 23g   소등심 21g   연어 21g

오리고기 18g   달걀 11g

단백질 주요 급원 식품 (1회 분량 당 단백질 함유량)

식품	함량	식품	함량
간장 5g	0.4	백미 90g	8.4
배추김치 40g	0.7	빵 100g	9.0
된장 10g	1.4	소고기(살코기) 60g	10.2
밀가루 30g	3.1	라면(건면, 스프 포함) 120g	10.3
어묵 30g	3.4	명태 60g	10.5
요쿠르트(호상) 100g	5.2	돼지 부산물(간) 45g	11.7
떡 150g	5.6	돼지 고기(살코기) 60g	11.9
현미 90g	5.7	소 부산물(간) 45g	13.1
우유 200g	6.2	닭고기 60g	13.8
햄/소시지/베이컨 30g	6.2	샌드위치/햄버거/피자 150g	14.3
대두 20g	7.2	고등어 70g	14.7
멸치 15g	7.5	오징어 80g	15.1
달걀 60g	7.5	국수 210g	15.2
두부 80g	7.7	가다랑어 60g	17.4
보리 90g	7.9	새우 80g	22.6

권장 섭취량: 성인 여성 55g/일, 성인 남성 65g/일

2017년 국민건강영양조사의 식품별 섭취량과 식품별 단백질 함량(국가표준식품성분표 DB 9.1) 자료를 활용하여 단백질 주요 급원 식품 상위 30위 산출 후 1회 분량(2015 한국인 영양소 섭취 기준)을 적용하여 1회 분량 당 함량 산출, 19 ~ 29세 성인 권장 섭취량 기준(2020 한국인 영양소 섭취 기준)과 비교

차지하는 비율이 너무 높으면 남은 탄수화물은 모두 나쁜 지방으로 바뀌어 몸에 저장된다. 따라서 적당량의 단백질을 챙겨서 먹는 것이 무엇보다 중요하다.

고기가 먹고 싶지 않은 마음이 노쇠의 첫 증상이다

고기나 생선을 먹어야 만성 피로와 기력 저하가 개선이 된다. 적당량을 섭취하는 것은 암 발생과도 관련이 없고, 오히려 항암 치료 중이나 다른 암 예방에도 도움이 된다는 것을 기억하자. 가끔 이런 이야기를 하는 위암 경험자들이 있다.

"고기는 냄새도 싫다, 먹을 수가 없다."

단백질은 원래 다른 다량 영양소인 탄수화물이나 지방에 비해 소화가 어렵다. 소화해서 흡수하려면 몸속에 저장되어 있는 에너지를 써야 하기 때문이다. 그래서 보통 만성 체력 저하 상태에서는 고기가 먹고 싶지 않다. 하지만 그런 상태라면 더더욱 생선이나 고기를 매 끼니마다 챙겨 먹어야 한다. 그래야지만 만성 체력 저하 상태를 극복할 수 있다.

콩이나 두부로 먹으면
안 됩니까?

당연히 가능하다. 검정콩, 흰콩, 강낭콩 할 것 없이 모든 콩은 단백질 함유량이 높고, 그중에서도 대두는 흡수도 잘 되며, 꽤 중요한 아미노 산들도 풍부하게 들어있다. 다만 하루 필요량을 채우려면 대두 200g 이나 두부 750g 정도를 먹어야 한다. 버섯류도 꽤 좋은 단백질 급원 식품인데, 버섯 역시 하루 필요량을 채우려면 2kg은 먹어야 한다. 필자가 버섯을 매일 먹어 본 결과, 하루 이틀은 해 볼 수 있으나 삼 일째 부터는 물려서 먹을 수가 없었다. 더군다나 모든 단백질에는 서로 조금씩 다른 종류의 필수 아미노산이 들어있다. 필수 아미노산은 우리 몸에서 만들지 못해 반드시 음식으로 보충해야 하는 아미노산이다. 식물성 단백질에는 종종 필수 아미노산의 일부가 부족한 경우도 있다. 반면 동물성 단백질은 이런 필수 아미노산의 함량이 풍부하여 함께 섭취하는 것이 좋다.

고기로만 채워도 됩니까?

단백질 함유량을 생각하면, 고기로만 먹는 것이 하루 필요량을 채우는 가장 간단한 방법이라고 생각할 수 있다. 소고기나 돼지고기로 하루에 필요한 단백질을 모두 채우려면 매일 300g 정도 먹으면 된다. 이는 식당에 가면 1인분 반 정도 되는 양이다. 하지만 고기로만 채우는 것도 매일 하다 보면 질릴 것이다. 더군다나 육고기에는 질 좋은 단백질만 함류되어 있는 것이 아니다. 대부분의 혈관 질환과 암 발생과 관련된 동물성 지방이 있다. 따라서 식물성과 동물성을 골고루 먹는 것이 질리지 않고 지속 가능한 영양 관리 방법이 된다.

한 번에 흡수되는 단백질 양은
대략 20g 정도이다

보통 필요한 단백질 섭취량은 하루에 60g 정도이다. 이것을 저녁 한 끼에 고기 300g으로 채워도 될까? 위암 경험자들의 경우에는 일단 먹을 수도 없지만, 먹어도 그중에 100g에 해당하는 단백질 정도만을 흡수할 수 있다. 단백질을 흡수하는 데에도 많은 에너지가 필요하기 때문이다. 그 외에는 물, 지방, 탄수화물이 흡수되어 오히려 건강에 해로울 수 있다. 따라서 한끼에 20g의 단백질이 구성되도록 해서 먹는 것이 좋다. 예를 들어 아침에는 계란 1개와 낫토나 두부 반찬, 점심에는 생선 한 토막, 저녁에는 육고기 한 토막 정도와 같은 방법으로 배분하는 것이다. 물론 경제적인 문제를 언급하는 환자들도 있다. 돼지고기 앞다리 살은 정육점에 가면 싸게 구입할 수 있는 부위면서 부드럽다. 전통 시장에서 구입해도 저렴하다. 건강 기능 식품을 살 돈으로 고기를 사 먹길 바랄 뿐이다.

심봉사가 눈을 뜬 것은
잔칫날 고기를 먹고 난 뒤이다

많은 환자들 중 50대 초반에 위암 수술을 하고 78세가 될 때까지 다른 병 없이 잘 지내던 환자이 있었다. 그런데 얼마 전부터 어지럽고 기운이 없어 혹시 몸에 큰 병이 생긴 것이 아닌가 걱정되는 마음에 병원에 찾아왔다. 당연히 암 경험자이기 때문에 주의해서 검사를 실시하지만, 경험상 단백질 섭취가 만성적으로 부족한 결과인 것을 필자는 알고 있었다. 그래서 검사를 진행하면서 검사 결과를 들으러 오는 날까지 숙제를 내주었다. 매일 생선이나 고기 150g(단백질 30g), 계란 2개, 두유나 우유 1개, 요거트 간식 1개를 먹고 체크해 오도록 말이다. 그로부터 한 달 뒤, 이 환자가 병원에 와서 이런 말을 하였다.

"아, 내가 국어 선생님이었는데, 효녀 심청과 심봉사에서 앞이 안 보이던 심봉사가 잔칫날 초대되어 눈이 떠졌지요. 지금 생각하니 잔칫날 고기를 먹어서 눈이 떠지는 거였어요. 내가 눈이 떠지는 것이 뭔 말인지 느꼈습니다."

단백질 섭취를 놓치지 않으면, 여러분도 활력의 눈을 뜰 것이다.

신데렐라는 파티에 가려면
집안일을 다 마쳐야 했다

신데렐라 공주 이야기가 있다. 신데렐라는 집안일을 다 마친 뒤에나 파티에 갈 수 있었다. 여러분도 마찬가지이다. 여러분이 늘 간식으로 좋아하던 고구마, 옥수수, 빵, 떡, 면 요리를 먹고 싶다면 꼭 매 끼니 필요한 단백질을 다 채워서 먹고 난 뒤 먹도록 하자. 위암 경험자는 경험해봐서 알겠지만, 무한정 많이 먹을 수가 없다. 어느 정도 먹으면 딱 그만이다. 그렇기에 그 한정된 양을 국물로 채우거나, 면, 빵, 떡, 고구마나 옥수수로 채우면 곤란하다. 위암 경험자에게 면, 빵, 떡, 국물 요리는 다양한 식후 불편감을 유발할 뿐 아니라, 당뇨와 근감소, 기력 저하와 같은 전신 질환을 만들 수 있다. 따라서 단백질을 먼저 채워야 한다.

매일 먹어야 하는 것은
이것이다

이번에는 매일 필수적으로 먹어야 하는 것에 대해서 이야기해 보려고 한다. 특히 수술 후 1년 이상이 지난 환자라면, 최소 이 정도는 매일 먹어야 활력도 있고 근육도 안 빠진다. 반드시 기억하고 실천한다면 새로운 세상이 열릴 것이다.

매일 챙겨야 하는 단백질

1. 어육류 여자 100g, 남자 150g

   ▶ 한 번에 다 먹기 어려우면 두 끼로 나눠서 섭취

   ▶ 가공품 아닌 신선육, 질리지 않게 다양한 육고기,

      가금류, 어패류 시도

2. 계란 2개

   ▶ 2개까지는 콜레스테롤에 큰 영향이 없다.

3. 두부나 콩

   ▶ 밥은 잡곡으로 해서 다양하게 넣어보자.

   ▶ 청국장이나 된장은 짜기 때문에 차라리 낫토가 낫다.

4. 간식

   ▶ 우유나 두유, 단백질 보충 음료 1~2 팩

   ▶ 치즈나 요거트 1개

단백질 보충제를
먹어도 될까?

요즘은 간편하고 맛도 좋은 단백질 보충제나 간식들이 많이 나와 있어 필자도 추천하고, 또 근감소가 너무 심한 환자들에게는 단백질 보충제를 처방하기도 한다. 하지만 문제는 근감소증이 있는 위암 경험자들은 모두 소화 기능이 좋지가 않다는 것이다. 대부분의 단백질 보충제는 액상 형태이다. 가루를 물에 타서 먹거나 두유처럼 액상으로 출시되어 있다. 그래서 종종 위암 경험자는 먹고 나면 속이 울렁거리거나 더부룩하고, 무른 변이나 설사를 하기도 한다. 이런 경우에는 아주 조금씩 나눠서 섭취해 보거나 다른 음식을 만들 때 섞어서 만들면 된다. 또 식간에 물 대용으로 먹는 방법을 활용할 수도 있다.

CHAPTER 20

운동과 신체 활동은 어떻게 해야 도움이 되나?

운동, 도대체
어떻게 하라는 건가?

위암 수술 환자는 운동을 얼마나 해야 건강해질까? 수술 직후에 운동을 하면 수술 부위에 무리가 가지는 않을지 염려되어 움직임을 최소화하는 위암 경험자들이 있다. 수술한 의사도 염려되기는 마찬가지이다. 그래서 퇴원 직후 교육 자료에 보통 3개월까지는 복부에 힘이 들어가는 운동을 미루는 것이 안전하다고 이야기한다. 이 부분은 필자 생각도 같다.

가끔 의사의 말을 다르게 해석하는 환자들이 있다. 의사는 분명히 3개월간 복부에 힘이 많이 들어가는 운동을 자중하라고 했는데, 3개월간 운동 자체를 안 하고 지내는 환자들이 있다. 또 복부에 힘이 들어가는 운동을 3개월간 미루라고 한 것인데, 1년이 지나도 하지 않는 환자들도 많다.

위암 환자들이 운동에 집중하기 어려운 이유가 있다. 위암을 진단받고 수술한 직후, 그러니까 건강 관리 의욕이 충만할 때, 의사들은 강도 높은 운동은 무리이니 자중하라고 교육한다. 그리고는 위암 수술을 한 것도 잊고 지내는 시기에 왜 운동을 안 하냐고 환자를 다그친다. 그렇게 또 운동을 열심히 하면 왜 운동을 노동처럼 하냐고 다그친다. 환자 입장에서 충분히 화가 날 만하다. 제대로 가르쳐 주는 사람도 없이 잘하라고 하니 말이다.

현재 상태에서 운동으로 건강 상태를 올리려면, 고려해야 할 사항이 많다. 위암 수술 후 언제부터 어떤 운동을 해야 하는지, 어떤 종류의 운동을 어떤 강도로 할 것인지, 또 일주일에 몇 번 얼마만큼의 시간을 해야 하는지 등을 말이다. 그리고 다른 동반 질환이 있다면 그 부분도 고려해야 한다.

어쨌든 움직여야 한다

위암 수술 후 대부분 3~6개월 사이에 체중 감소의 최대치를 찍는다. 즉, 성인이 되어 최저 몸무게를 찍게 되는 것이다. 보통 수술 전 체중보다 10~15% 빠지는데, 약 10kg 전후로 빠지게 된다. 식사를 충분히 하지 못해 근손실과 함께 체중이 빠졌기 때문에 수술 전 운동량이나 수술 전 체력을 생각하고 운동 계획을 세운다면 몸이 고생할 수밖에 없다. 하지만 아무리 체중 감소가 있는 환자라 하더라도 움직이는 것이 안 움직이는 것보다 신체 건강에 이득이 있다고 증명되었다. 보통 알려진 중풍이나 심장병, 고혈압, 당뇨, 이상 지질 혈증 등과 같은 질병의 예방과 관리뿐 아니라, 암 환자의 피로, 통증, 우울, 불안, 수면 장애 등의 불편감을 해소하는 데도 도움이 된다고 증명되었다. 따라서 어떻게든 움직이기는 해야 한다. 오랜 시간 누워 있기, 기대어 있기, 앉아 있기만 하면서 지내지는 말라는 이야기이다.

여기서 두 가지 표현이 나오는데, 운동과 움직임은 다른 의미이다. 움직임은 근골격을 움직이는 모든 활동을 의미하는 신체 활동을 말한다. 운동은 그보다 더 정교한 신체 활동으로, 계획적이고 구조화된 반복적 움직임이다. 즉, 장을 보기 위해 장바구니를 들고 이리저리 둘러보면서 걷는 것은 신체 활동이고, 팔다리 움직임과 호흡을 생각하면서 일정 시간을 반복적으로 걷는 것은 운동이다. 암 수술 직후에 강도 높은 운동이 꺼려진다면 신체 활동이라도 늘리는 것이 필요하다.

걷는 것을 매일 하는 게 아니고, 스트레칭을 매일 해야 한다

위암 경험자에게 "무슨 운동하세요?"라고 물으면, 대부분 "걷기 운동이요."라고 답한다. 걷기는 정말 좋은 운동이다. 하지만 같은 걷기를 하는데도 어떤 환자는 하체 근육도 단단하고, 체중도 잘 유지하면서 활력이 있는 반면, 어떤 환자는 다리 근육은 점점 빠지고, 종아리가 무겁다고 하거나 밤에 자려고 하면 발바닥부터 쥐가 나서 못살겠다고 한다. 무슨 차이가 있을까?

두 부류의 차이는 걷기 운동 전후의 유연성 운동, 그러니까 스트레칭에 있다. 유연성 운동은 관절의 가동 범위를 늘려 근육의 운동 범위를 확보해 준다. 보통 근육이 적으면 관절 주변이 매우 뻣뻣하다. 따라서 관절을 잘 풀지 않고 운동을 하면 근육 피로가 더 많이 올라가고, 운동 시에도 다치기 쉽다. 특히 종아리나 발 통증이 있다면 제대로 걷지 않은 것이다. 진짜 운동이 되는 걷기는 하고 오면 엉덩이와 허벅지가 묵직하게 아파야 한다. 만약 종아리와 발이 불편하다면, 그것은 구부정한 자세와 종아리의 힘만으로 걸은 결과이다.

스트레칭은 관절의 가동 범위를 늘려주는 동작들로 위암 경험자의 뻣뻣한 관절과 근육을 부드럽게 풀어주는 효과가 있다. 연구에서도 매일 스트레칭을 아침저녁으로 시행한 그룹과 그렇지 않은 그룹에서 수개월 후 관절이나 근육의 통증과 관절 가동 범위에 확연한 차이가 있었다.

위암 경험자들은 기본적으로 상체 근력이 적기 때문에 늘 목 주변, 어깨 등이 불편하다. 또 항상 가슴이 답답하다고 이야기하고 숨을 쉬는 게 불편하다고 이야기한다. 종종 폐에 문제가 생긴 것은 아닌지 염려하기도 한다. 그러나 이 모든 것들은 상체 근육에 힘이 많이 들어가서 나타나는 증상이다. 거기에 코어 근육이 부족해서 허리 근육에 힘이 많이 들어가 있다. 그렇기에 코어 근육과 이어진 고관절과 무릎 주변이 항상 불편하고, 종아리가 늘 무겁고 발이 아픈 것이다. 이 상태에서는 걷기만 하여도 몸이 계속 불편하고 통증이 지속되어 점점 사는 게 괴로워진다. 반드시 아침저녁으로 스트레칭을 하자. 어떻게 하는지 잘 모르겠다면 일단 몸의 관절을 천천히 돌리면서 문안 인사를 하면 된다.

아침에는 국민 체조를 하여
하루를 상쾌하게 열자

상쾌한 하루를 열기 위해 아침에 체조를 해 보자. 머리부터 발까지 큰 관절 위주로 자극을 주는 것이다. 보통 새마을 운동 때 하던 국민 체조가 도움이 된다. 국민체육진흥공단에서 배포하는 국민 체조 순서를 따라 매일 하도록 하자.

국민 체조

저녁에는 크고 작은 모든 관절에게
문안 인사를 하자

문안 인사를 해 보자. 잠에 들기 전에 앉아서 '아이고~ 내 어깨 오늘도 고생했습니다. 고맙습니다.' 하면서 어깨를 돌려보자. 또 근육도 별로 없는데, 몸을 지탱하느라 애쓰는 목, 허리 척추 관절에게도 문안 인사를 하자. '참 고생 많았습니다.' 하면서 목도 돌리고, 옆구리 스트레칭도 한번 해 보는 것이다. 시간이 된다면 손가락 역시 하나하나 접었다 폈다, 팔목도 돌려보자. '이 손이 밥하고, 일하고, 자식도 키우고, 내 입에 밥도 넣어주고 그랬네, 참 고맙습니다.' 하고 말이다. 이번에는 다리를 펴서 발목도 돌려 보고, 발가락도 쭉 폈다가 오므렸다가 하면서 '하루 종일 이 무거운 몸을 지고 다닌 종아리, 발 고맙습니다.'라고 해보자. 그리고 누운 자세로 자전거 타기를 하면서 무릎 관절에게도 감사하는 시간을 갖고 잠에 들자.

아침에 일어나서도 시간이 되면 관절들에게 아침 문안 인사를 해보자. '오늘 하루도 잘 부탁합니다.' 하고 말이다.

이렇게 70년 가까이 말없이 우리 몸을 지탱해 준 관절에게 감사의 뜻을 전해보자. 이 과정은 단순히 문안 인사가 아니고 머리부터 발끝까지 한 번씩 살피고 움직이는 시간이 된다. 그러면서 자연스럽게 유연성 운동이 되고, 또 몸의 이곳저곳을 살피는 계기도 된다.

어깨가 아프고 가슴이 답답하다면
소흉근 스트레칭과 마사지

위암 경험자들은 상체 근력이 별로 없다. 그래서 평상시 늘 구부정한 자세로 있어 소흉근(작은 가슴근)에 힘이 많이 들어가 있다. 그러다 보니 다음 그림처럼 팔 아래쪽도 저리고, 어깨가 아픈 것 같기도 하고, 갈비뼈 사이 근육도 뭉쳐서 가슴이 답답한 것처럼 느껴진다.

이럴 때는 어깨와 가슴 사이 움푹 들어간 곳부터 마사지 볼로 살살 돌리면서 마사지를 해 주고, 손가락으로 꾹꾹 눌러주도록 하자. 또 스트레칭도 많은 도움이 되는데, 그림처럼 벽에 팔을 붙이고 몸을 앞으로 내밀어 주면 소흉근이 늘어나서 시원하다. 더 좋은 방법은 폼롤러 위에 누워 팔을 그림처럼 늘려주면, 근육이 늘어나면서 불편한 증상이 해소된다. 가능하다면 갈비뼈 사이사이의 근육도 눌러주면서 마사지를 해 보자. 소흉근과 갈비뼈 사이 근육들을 풀어주면 어느 새 숨쉬기가 한결 편안해질 것이다.

허리 통증은
요방형근·장요근 스트레칭과 마사지

위암 경험자의 허리 통증은 꽤 난감하다. 왜냐하면 대부분의 요통 환자는 체중이 나가기 때문에 정형외과에서 살을 빼라는 이야기를 듣는

소흉근 통증 위치

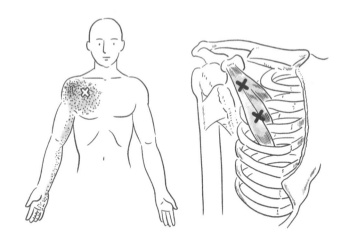

소흉근 스트레칭

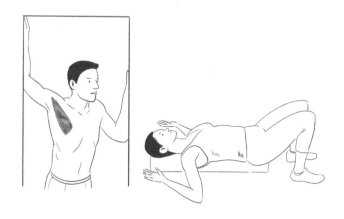

요방형근과 장요근 스트레칭

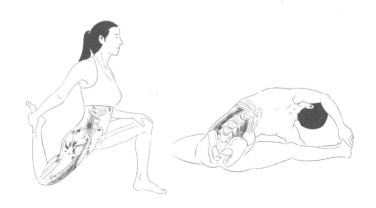

데, 허리가 아픈 위암 경험자들 중에 체중이 나가는 사람은 거의 없기 때문이다. 그래서 막상 실시한 값비싼 영상 검사에서 허리 수술을 할 정도는 아니라는 말을 듣는다. 그렇다면 체중이 많이 나가지도 않은 데 왜 허리가 아플까?

바로 척추 주변 근육이 약화되었기 때문이다. 척추 주변에는 많은 근육들이 있지만, '요방형근'이라는 근육이 있다. 그리고 이 요방형근이라는 네모난 근육은 잘 삐끗하는 근육이다. 우리가 허리를 삐끗했을 때 놀라는 근육이 바로 요방형근이다. 그래서 위암 경험자라면 매일 저녁 요방형근 늘리는 스트레칭을 하는 것이 도움이 된다. 또 그 안쪽에 길게 뻗은 '장요근'이라는 근육이 있는데, 이 근육은 서혜부를 지나 허벅지의 앞 근육과 연결된다. 따라서 장요근을 함께 풀어주면 허리가 훨씬 편할 것이다.

175

다리에 쥐가 나고 발이 아프면
냉족욕과 종아리 마사지

위암 경험자들 대부분은 자려고 누우면 쥐가 잘 난다. 이는 부족한 다리 근육으로 열심히 걷기 운동을 한 결과이다. 걷기 운동을 할 때에는 엉덩이와 허벅지 근육으로 운동이 되게 걸어야 하는데, 보통 장딴지 근육과 발의 힘으로 걷는다. 그래서 늘 종아리가 무겁고, 자려고 누우면 발바닥부터 종아리까지 쥐가 나는 것이다. 심하면 족저근막염이 함께 생기기도 한다. 이럴 때는 얼음물에 발을 담그거나 얼린 캔 음료 병을 발로 왔다 갔다 움직이면서 발바닥을 먼저 풀어주도록 하자. 그리고 장딴지 근육을 늘리는 스트레칭을 하는 것이 도움이 된다.

근력 운동은 반드시
주 2회는 해야 한다

근력 운동을 규칙적으로 하는 것은 위암 수술 이후 체중이 빠지면서 소실된 근육을 보강해주는 가장 좋은 방법이다. 가벼운 기구나 탄력 밴드 등을 활용하여 단계적으로 근력을 증가시키고 점차 무게가 있는 운동 도구 등을 이용하여 다양하게 해야 한다. 자신의 능력에 따라서 지속적으로 중량을 늘려 나가게 되면, 어느새 근육질 몸을 갖게 될 것이다. 하지만 처음부터 혼자서 근력 운동을 하는 것은 막연할 수 있

장딴지 근육 스트레칭과 발바닥 마사지

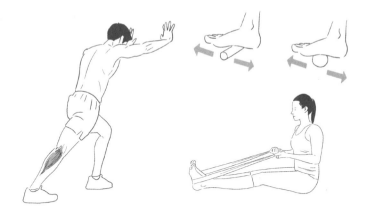

다. 그러므로 돈이 조금 들어도 처음에는 헬스장을 다니면서 배우는 것을 추천한다. 혼자서는 다양한 부위의 근육을 키우기가 쉽지 않기 때문이다. 하지만 혼자서 해 보고 싶다면 우리 몸의 기본 원리를 이해하면 훨씬 쉽게 운동을 할 수 있다. 우리 몸의 기본 원리는 사용하지 않도록 명령한다는 것이다. 자원이 제한되면, 당연히 선택과 집중을 할 수밖에 없다. 그래서 먹는 것이 부실하면 우리 몸은 제한된 에너지를 활용하기 위해 몸에서 중요한 장기 위주로 에너지를 돌린다. 우리 몸에서 중요한 장기는 뇌와 심장이기 때문에 근육을 쓰지 않으면 우리 몸은 근육을 유지할 필요가 없다고 판단한다. 실적이 없는 부서를 통폐합하는 것과 같은 것이다. 따라서 근육이 필요한 장기라는 신호를 주면 근육은 덜 빠진다. 그렇다면 근육이 우리 몸을 유지하는 데 꼭 필요한 장기라는 신호를 주기 위해서는 어떻게 해야 할까? 간단하

다. 근육을 계속 쓰면 된다. 즉, 무슨 일이 있어도 근력 운동을 해야 하는 것이다. 근육을 자극해서 몸 입장에서 '아, 이 근육을 계속 쓰네, 줄이면 안 되겠다.' 라는 인식이 생기게 해야 하는 것이다. 그래야 근육이 유지된다. 이보다 더 근육을 쓰게 되면 '아, 현재로는 부족하구만, 더 키우자.' 하고 입력이 될 것이다.

당연히 필수!
유산소 운동 주 2~3회는 해야 한다

유산소 운동은 온몸의 큰 근육들을 규칙적으로 움직이는 동작을 말한다. 걷기가 대표적인 운동이며, 암 환자들은 누가 시키지 않아도 열심히 걷는다. 걷기, 달리기, 자전거나 수영 등의 유산소 운동은 위암 수술 후 감소된 심폐 기능을 발달시키는 데 도움이 된다. 또 야외에서 하는 운동이라면 스트레스와 정신적 피로를 줄이는 효과까지 있다.

유산소 운동은 운동 강도가 중요하다. 특히 걷기 운동을 할 때에는 될 수 있으면 약간 숨이 찰 정도로 해야 한다. 이때 심박수를 활용해서 운동 강도를 정확하게 계산할 수도 있지만, 더 실용적인 방법이 있다. 걸을 때 노래를 부르기가 어려울 정도로, 또는 아주 짧은 대화만 가능할 정도로 숨이 차면 된다. 간혹 땀이 날 정도로 해야 하냐고 묻는 경우도 있는데, 땀은 여름에 조금만 해도 날 수 있고, 겨울에는 아무리 해도 안 날 수가 있어서 정확한 지표라고는 할 수 없다.

바른 걷기 자세

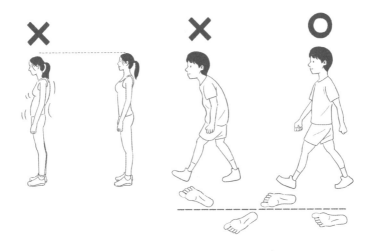

　구부정한 자세로 열심히 걸으면, 점점 피곤하고 아프다. 직업병이
긴 한데 길거리를 다닐 때 중년 이후 분들이 어떻게 걷는지 늘 보게
된다. 그림과 같은 자세로 걸으면 밤에 목, 어깨, 그리고 등이 아프다.
또 쥐도 잘 날 것이다. 그림의 바른 걷기 자세를 보고 집중해서 걸어
보자. 또 운동을 하고 돌아와서 스트레칭을 하는 것도 잊지 말자.

CHAPTER 21

잘 자고 스트레스를 덜 받는 방법

곳간에서 인심이 나는 것이다

암 진단은 누구에게나 견디기 힘든 정신적 고통을 안겨준다. 암 진단 이후 많은 환자들이 당혹감, 슬픔, 두려움부터 우울, 불안, 공황 등 병적 상태에 이르기까지 다양한 정신적 괴로움을 겪게 된다. 거기에 위암 환자들의 성격과 기질이 사는 것을 더 괴롭게 하기도 한다. 앞에서도 언급하였지만, 위암 환자들은 기본적으로 예민하고, 좋게 말하면 섬세하다. 또 걱정이 많고, 준비성이 철저하다. 즉 완벽주의적인 기질이 많다. 그래서 같은 일상생활을 해도 정성과 힘이 많이 들어간다.

감정 기복이 많고 변덕이 심한 사람, 쉽게 짜증을 내는 사람, 꽉꽉한 사람들은 어떤 사람들일까? 바로 체력이 안 되는 사람들이다. 위암 경험자는 성격과 기질 면에서 섬세하고 관찰력이 뛰어나며, 만족

기준도 높다. 그래서 건강할 때는 사회적으로 성공하는 좋은 기질을 타고 났다. 하지만 이런 사람들이 위암을 경험하고 체력이 떨어지면, 사는 것이 괴롭다고 느껴진다. 기준은 여전히 높은데, 체력이 안 따라 주기 때문이다.

우선순위를 정하고
버릴 것은 버릴 줄 알아야 한다

위암 경험자가 활력이 넘치는 삶을 살려면 어떻게 해야 할까? 답은 간단하다. 식사를 잘 챙겨서 근육을 유지하면 된다. 그리고 늘 '어떻게 하면 단백질을 충분히 먹을까?', '어떻게 하면 근력 운동을 챙길 수 있을까?'를 고민해야 한다. 그러나 대부분의 위암 경험자들은 다른 것에 더 집중한다. 정작 제3자인 가족이나 필자가 보기에는 전혀 중요하지 않은 일에 말이다. 어떤 여성 위암 환자를 따라온 보호자 아들이 한 말이 있다.

"엄마가 수술을 하고 10일 만에 집에 와서 한 일이 냉장고 청소였어요. 하는 것까지는 좋은데, 그러고는 힘이 없어서 몸저 누웠어요."

깨끗한 냉장고에 관심이 없는 사람이 보면 여성 환자가 한 행동은 매우 어리석은 행동이다. 자신이 집중하고 있는 업무나 가사일, 취미를 한 걸음 떨어져서 쳐다보자. 혹시 냉장고 청소 같은 건가? 냉장고가 깨끗하면 당연히 좋다. 하지만 그로 인해 정작 챙겨야 할 영양과 운동을 소홀히 한다면 아무 의미가 없다. 꼭 기억할 사항은 체력은 한정되어 있다는 것이다. 모든 관심과 집중은 체력을 보존하고, 가능하면 체력을 올리는 방법을 고민해야 한다.

위암 경험자 2명 중 1명은 불면증을 겪는다

'밤에 자려고 누워도 잠이 오지 않는 것', '겨우 잠에 들었는데 자주 깨는 것', '원치 않는데 새벽부터 눈이 떠지는 것', '자고 일어나도 낮에 피곤한 것' 등 모두 불면증의 증상이다. 불면증이 있으면 당연히 밤에 괴롭지만, 더 큰 문제는 낮에도 괴롭다는 것이다. 풀리지 않는 피곤으로 몽롱하고 정신 집중도 어렵다. 그런데 이상하게 밤이 되면 또 잠이 오지 않는 미스터리가 반복된다. 불면증은 실제 암 경험자들 흔히 경험하는 불편함으로, 2명 중 1명은 불면증을 경험하고 있다. 그리고 이 수치는 일반인의 2배 이상으로 알려져 있다. 시기별로 보면 암을 진단받고 2-5년 사이에 가장 많이 경험하며, 종종 만성화되기도 한다.

9시에 자서 새벽 2~3시에 일어나는 것은
당연할 수 있다

아침에 기지개를 켜면서 '상쾌하다!'라고 느끼는 위암 경험자는 거의 없다. 잘 자고 있는지 물어보면 대부분은 잘 못 잔다고 이야기한다. 그래서 몇 시에 자냐고 물어보면 9시쯤 자고 2시부터 잠이 깨서 고통스럽다고 이야기하는 경우가 많다. 9시에 자서 2시에 일어나면 5시간이나 잔 것이고, 대부분 그 정도면 잘 잔 것이다. 왜냐하면 더 이상의 수면을 유지할 만큼의 바깥 활동이나 깨어 있는 시간 동안 집중해서 활동하지 않았기 때문이다.

약 없이 불면증을 해결하는
방법은 이렇다

통상적으로 사람이 '얼마나 자야 하는가'에 따른 기준은 없다. 종종 너무 적게 자는 사람과 너무 많이 자는 사람의 건강이 안 좋다는 연구 결과는 있지만, 대부분의 연구가 잠이 원인이 아닌 결과인 경우가 많다. 즉, 병이 있는 사람일수록 필요 이상으로 많이 잘 수도 있고, 적게 잘 수도 있다는 것이다. 만약 낮에 생활하는 데 큰 무리가 없다면 4~5시간을 자도 문제가 되지는 않는다.

하지만 그렇지 않다면 생활 습관부터 점검하고 관리할 필요가 있다. 가장 중요한 수면 습관은 같은 시간에 일어나는 것이다. 하루는 24시간이고, 우리의 생체 시계는 하루를 24.3시간으로 인식한다. 약간의 차이가 있는 것이다. 그래서 하루가 시작된다는 자극을 일정하게 주어야 몸이 다시 리셋Reset 된다. 따라서 같은 시간에 자려고 노력하기 보다는 같은 시간에 일어나려고 노력해야 한다.

유산소 운동이나 근력 운동은 가능하면 저녁 전에 하는 것이 좋다. 유산소 운동이나 근력 운동은 교감 신경을 자극하여 오히려 잠을 방해하기 때문이다. 반면 스트레칭이나 마사지는 부교감 신경을 자극하기 때문에 수면에 도움이 된다. 또 배가 너무 고파도 잠이 오지 않기 때문에 약간의 간식은 도움이 된다. 다만 액체류를 너무 많이 마시면 위암 경험자들은 역류되어 속이 불편하다. 보통 1팩에 200cc 정도인데, 100cc 정도의 우유나 두유를 따뜻하게 해서 마시는 것이 좋다.

불면증이 있다면 낮잠은 가능하면 최소화하는 것이 좋다. 다만 낮에 너무 졸려 힘들다면 오후 3시 전에 20분 내로 자는 것이 바람직하며, 초저녁잠은 피해야 한다. 앞에서도 언급했듯이, 낮에 누워 있거나, 기대어 있으면 에너지 소모가 별로 없어서 밤에 잠이 오지 않는다. 이렇게 되면 잠을 자도 얕은 잠을 자게 되어 피곤이 누적된다. 그리고 숙면을 위해 낮에 햇볕을 보며 활동하는 것이 도움이 된다. 마지막으로 잠을 잘 때 침대 근처에 시계나 핸드폰을 두지 않아야 한다. 시계는 불면증 환자의 천적이다. 시계를 보면서 '아, 벌써 시간이 이렇게 되었네. 내일 또 피곤하겠어.' 하며, 걱정하게 되기 때문이다. 또 침대에서 핸드폰을 보거나 책을 읽는 것도 가능하면 자제해야 한다.

이렇게 여러 습관을 지키는데도 잠이 오지 않는다면 거실로 나와서 복식 호흡이나 스트레칭을 하면서 잠을 돕는 부교감 신경을 좀 더 활성화해 보자. TV나 핸드폰은 빛의 자극이 있어 오히려 잠이 달아날 수 있으니 불면증 환자는 TV를 보다가 잠드는 습관을 들이지 말아야 한다.

수면 장애와 기분 장애로 너무 힘들다면
약물의 도움을 받는 것이 좋다

혹시 재미있던 일조차 흥미가 없거나, 죽고 싶은 생각이 들 정도라면 당연히 전문가와 상담을 진행해야 한다. 이는 암 경험에 대한 정상적인 반응은 아니기 때문이다. 또한 수면 문제 역시 생활 습관을 관리해도 호전이 없다면 전문가와 상의하여 약물 처방을 받도록 하자.

CHAPTER 22

예방 접종은 기본 중의 기본이다

챙겨서 맞아야 할 성인 예방 접종이 있다

일부 암 환자들의 경우 예방 접종을 하면 안 된다고 생각하기도 한다. 사실은 그 정반대이다. 암 경험자, 특히 위암 경험자는 다른 암 환자보다 오래 살 수 있는 사람들이 많기 때문에 장기적인 건강 관리가 매우 중요하다. 따라서 여기에 예방 접종도 빠질 수 없는 전략이다. 위암 경험자는 대부분 체중과 근육이 줄어든 상태이기 때문에 폐렴이나 독감, 대상 포진과 같은 감염 질환에 걸리면 오랜 시간 고생을 하게 된다. 그리고 며칠 누워 있다가 기운을 차리면, 체중이 또 빠져 있어서 회복하는 데 많은 시간을 소요하게 된다. 따라서 체력이 안 좋을수록 예방이 가능한 감염 질환은 백신을 접종하여 피하는 것이 상책이다.

현재 위암 경험자만을 위해 고안된 예방 접종 가이드 라인은 없다.

하지만 우리나라의 〈성인 예방 접종 안내서〉에서 고령 또는 기저 질환이 있거나, 감염 질환에 취약한 사람들을 위해 권고하는 예방 접종 항목은 있으며, 위암 경험자라면 그 정도는 반드시 챙겨서 맞아야 한다. 보통 암 경험자에게 권고하는 예방 접종은 다음과 같다.

위암 경험자가 챙겨야 하는 예방 접종

- 인플루엔자 백신 Influenza
- 폐렴 사슬알균 백신 Pneumococcal
- 대상 포진 백신 Herpes zoster
- 파상풍-디프테리아-(백일해) 백신
  Tetanus-diphtheria-(acellular pertussis)
- B형 간염 백신 Hepatitis B
- A형 간염 백신 Hepatitis A
- 코로나19 백신 COVID-19

인플루엔자 백신 Influenza vaccine

인플루엔자는 흔히들 '독감'이라고 이야기한다. 독감이라고 표현해서 인지 보통 '독한 감기'로 생각하는 경우가 있는데, 아니다. 인플루엔자는 감기와는 전혀 다른 바이러스에 의한 감염성 질환이다. 매년 겨울부터 봄까지 유행하며, 감염되면 고열, 근육통, 인후통, 기침 등의 호흡기 증상이 생긴다. 보통 젊고 건강한 사람이라면 대개 자연 치유가 되지만, 고령이거나 체력이 약한 경우에 감염이 되면 회복도 더디고, 추가적으로 다른 세균에 감염될 위험도 올라가서 폐렴이 생기거나, 만성 폐질환 합병증이 생겨 위험할 수 있다. 또 인플루엔자 백신을 맞았다고 앞으로 어떤 일이 있어도 인플루엔자에 절대 감염되지 않는 것은 아니다. 백신을 접종하면 인플루엔자 감염을 60~80% 정도 예방해 줄 뿐이다. 하지만 중요한 것은 감염되더라도 중증으로 진행되거나 다른 큰 병으로 진행되는 위험을 낮출 수 있기 때문에 가능하면 인플루엔자 백신 접종을 해야 한다. 단, 인플루엔자와 감기는 전혀 다른 병이기 때문에 인플루엔자 접종을 해도 감기 자체가 예방되는 것은 아니다.

위암 경험자에게 인플루엔자는 꼭 맞아야 하는 백신 중 하나이다. 암 환자들은 인플루엔자 바이러스 감염에 훨씬 취약하고, 감염이 되면 병의 증상도 크다. 과거 2009년 신종 인플루엔자 바이러스 유행 당시, 중환자실에서 입원 치료를 요하는 중증 감염 환자의 수는 암 환자가 일반인들보다 2배 높았으며, 사망률 역시 암 환자가 일반인에 비해 4배 높았다. 암에 걸린 것도 서러운데, 겨우 치료하고 나서 독감에 걸려 사망하는 것만큼 황망한 일은 없다. 반드시 챙겨서 맞도록 하자. 또 백신 접종 후에도 감염될 가능성이 있으므로, 감염의 위험을 최소화하기 위해 늘 접촉하는 간병인이나 가족도 함께 인플루엔자 백신을 접종하는 것이 좋다.

인플루엔자 백신은 불활성화 백신이므로 항암 치료 중에도 접종이 가능하다. 물론 항암제 주사를 맞는 날에 예방 접종을 해도 되는지에 대해서는 전문가들 사이에서도 다소 의견이 갈린다. 하지만 인플루엔자 백신 접종 후 항체가 생길 때까지 보통 2주 정도의 시간이 필요하므로 다음 항암 치료까지 2주의 시간이 있고, 백혈구 수치가 괜찮을 때 접종하는 것이 좋다. 또한 인플루엔자 백신은 매년 10∼12월 중에 맞아야 하며, 적어도 인플루엔자 유행이 시작되기 2주 전에 맞아야 한다. 위암을 진단받는 그 해부터 매년 맞아야 하는 이유는 인플루엔자 바이러스는 매년 변이가 있고, 유행하는 바이러스가 달라지기 때문이다. 현재 인플루엔자 백신 종류는 3가와 4가 두 가지가 있는데, 가능하면 4가 백신을 맞는 것이 더 많은 인플루엔자 바이러스의 감염을 예방할 수 있다.

어떤 바이러스든 감염되었다가 회복되면 그 바이러스에 대한 면역력을 획득한다. 하지만 인플루엔자 바이러스는 단일종이 아니기 때문에 또 다른 종의 인플루엔자 바이러스에 감염될 수 있다. 따라서 인플루엔자 유행 기간에 이미 한번 인플루엔자에 감염되었더라도, 반드시 인플루엔자 백신 접종을 해서 추가 감염을 예방하도록 하자. 앞서 설명하였지만, 인플루엔자 백신은 완전한 예방을 목적으로 하는 것이 아니다. 인플루엔자 감염으로부터 70% 정도 예방하기 위한 것이다. 그래도 감염되면 그 증상이 가벼워 접종을 하는 것이라고 설명하면, 한 번 더 맞아서 완전히 예방하고 싶다고 하는 환자들이 있다. 이런 고민은 우리만 하는 것이 아니다. 이미 우리보다 더 많은 공부를 한 연구자들이 다 해 봤다. 우리가 접종하는 불활성화 백신은 1회 접종하나, 2회 접종하나 항체 생성이 비슷하다. 그러므로 한 번만 맞고 감염이 되지 않게 마스크와 손 위생에 주의하는 것이 가장 좋다.

반대로 인플루엔자 백신을 접종하면 위험한 사람들이 있다. 바로 계란에 대한 아나필락시스Anaphylaxis 또는 아나필락시스양 Anaphylactoid 알레르기 반응이 있는 사람들이다. 이런 부류의 사람들은 인플루엔자 백신 접종 후에 심한 알레르기 반응으로 위험할 수 있어 금기이다. 하지만 아나필락시스 또는 아나필락시스양 알레르기 반응이 생기는 정도가 아니라면, 즉 계란을 먹고 음식 알레르기로 몸이 좀 가렵고 약간 붓는 정도라면 금기는 아니다. 또 길랭-바레 증후 군Guillain-Barre syndrome을 진단받은 적이 있는 경우에도 인플루엔자 백신은 접종 금기이다. 이 내용을 읽으면서, '길랭-바레 증후군이 뭐지?'라고 생각하는 사람들은 걱정하기 않아도 된다. 이렇게 어려운 병명은 그 병에 걸려본 사람들이나 들어보는 이름이기에, 처음 듣는다면 길랭-바레 증후군에 걸린 적이 없는 것이다. 그 외에는 성인에게 절대 금기 사항은 없다.

인플루엔자 백신은 가장 안전한 백신 중에 하나로, 이상 반응이 거의 없다. 일부 접종자에서만 접종 부위 발적이나 통증과 같은 국소 반응이 있을 수 있고, 발열, 무력감, 근육통, 두통 등의 전신 반응이 있을 수 있다. 그러나 대개 1~2일 내에 사라진다.

폐렴 사슬알균 백신 Pneumococcal vaccine

폐렴 사슬알균은 '폐렴 구균'이라고도 하며, 감염되면 폐렴이 생길 수 있다. 폐렴은 다양한 균들에 의해 생길 수 있으나, 그 중에서도 폐렴 사슬알균이 가장 치명적이다. 폐렴은 현재 우리나라의 사망 원인 3위, 호흡기 질환 중에서는 1위를 차지하고 있다. 특히, 65세 이상이거나 암과 같은 기저 질환이 있는 사람은 폐렴 사슬알균의 감염으로 폐렴 뿐 아니라, 더 심각한 감염 질환인 균혈증(세균이 혈액을 타고 몸 전체에 퍼진 상태), 뇌수막염(뇌에 감염)으로 진행될 위험이 높다.

폐렴 사슬알균 백신은 두 종류가 있다. 13가 백신PCV13(단백접합 백신)과 23가 백신PPSV23(다당질 백신)이다. 숫자가 큰 것이 더 많은 종류의 폐렴 사슬알균 감염을 예방할 수 있다. 폐렴 사슬알균은 95가지 혈청형이 있는데, 인간에 비유하자면 황인종, 백인종, 흑인종과 같은 인종 같은 것으로, 비슷하지만 서로 조금씩 다르다. 95가지 폐렴 사슬알균 중에서 23가지 균을 예방할 수 있는 것이 23가 백신이고, 13가지 균을 예방할 수 있는 것이 13가 백신이다. 또 13가, 23가 백신은 각각 수막염이나 균혈증과 같은 침습적이고 위험한 감염을 50~80% 예방할 수 있다. 둘 중에서는 13가 백신부터 맞는 것이 효과가 더 크다고 알려져 있다. 보통 위암 경험자라면 수술이나 항암 치료가 끝난 뒤 1년 간격으로 13가, 23가를 접종하면 된다. 위암 경험자인데 다른 병도 함께 있어 면역 저하 상태라면 1년보다는 짧은 간격을 두고 접종하는 것이 안전하여 2달 간격으로 접종한다.

폐렴에 걸린 적이 있어서 이제 예방 접종을 안 해도 되는지 묻는 경우가 있다. 만약 폐렴에 걸린 적이 있다면 더더욱 챙겨서 맞아야 한다. 앞서 말한대로 폐렴 사슬알균의 혈청형은 90여 가지가 있고, 그중 하나의 균에 감염되어 폐렴에 걸렸던 것이므로, 다른 혈청형에 또 감염될 수가 있기 때문이다. 다만 이전에 폐렴 사슬알균 백신을 접종하고 심한 알레르기 반응이 있었거나, 백신 구성 성분에 심한 알레르기 반응이 있었다면 맞지 않는 것이 안전하다. 위암 경험 이외에 다른 급성 질환을 치료 중일 때에는 해당 질환이 호전된 후 백신을 접종하는 것이 가장 안전하다. 물론 발열이 없는 가벼운 감기 증세 정도는 백신을 접종할 수 있다.

폐렴 사슬알균 백신은 비교적 안전한 백신 중에 하나로, 이상 반응은 드문 편이다. 종종 접종 부위에 팔 운동을 한 것처럼 뻐근한 정도의 근육통과 접종 부위가 붉게 부어오를 수는 있다. 또 일부 접종자는 발열, 무력감, 근육통, 두통 등의 전신 반응이 있을 수 있으나 대개 1~2일 내에 사라진다. 아주 드물게 심한 과민 반응이 있을 수 있는데, 보통 접종 20분 이내 발생하므로 접종 후 20분 정도는 병원에 있다가 와야 한다.

대상 포진 백신 Herpes zoster vaccine

대상 포진은 '띠 모양의 발진'을 의미하는 것으로, 피부 한 곳이 띠 모양을 이루면서 붉게 변하고 물집이 몽글몽글 생기는 것을 말한다. 띠 모양을 이루는 이유는 우리 몸의 신경 분포가 띠 모양을 이루고 있기 때문이다. 이 대상 포진은 어렸을 때 감염되었던 수두 대상 포진 바이러스가 사라지지 않고 신경 속에 있다가, 사람의 체력이 약해지거나 면역력이 떨어지면 신경 밖으로 나와 피부에 감염을 일으킨다. 피부에 감염되면 피부 발진, 수포, 통증이 생긴다. 종종 피부 흉터는 사라지지 않고 흉이 지는 경우도 있으며, 심한 경우 신경통이 오래 남아 수개월에서 수년간 고생하는 경우도 있다. 가끔 눈이나 귀 주변에 감염되어 시력이 떨어지거나, 청력이 떨어지기도 한다.

대상 포진 백신을 접종하면 대상 포진 발생으로부터 50~80% 정도를 예방할 수 있고, 무엇보다 대상 포진에 감염되더라도 신경통과 같은 합병증을 현저히 줄일 수 있다. 당연히 위암 경험자들도 체력이 떨어질 때 대상 포진에 걸릴 수 있어 가능하면 예방 접종을 하는 것이 도움이 된다. 위암 경험자는 대부분 수술 후 체중과 근육이 감소하여 체력이 떨어진 상태이다. 이때 대상 포진에 걸리면 어김없이 통증으로 오랫동안 고생을 하게 된다. 백신만이 고생을 줄일 수 있다.

50세 이상의 위암 경험자라면 한 번만 접종하면 된다. 다만, 생백신이기 때문에 면역 저하 상태이거나 항암 치료 중이라면 접종을 미뤄야 한다. 만약 항암 치료가 계획되어 있다면, 항암 치료를 마치고 3개월 이후에 하는 것이 안전하고 효과도 좋다. 또 암이나 만성 질환 등의 기저 질환이 있더라도 50세 미만의 연령은 꼭 맞을 필요는 없다. 대상 포진 백신의 효과가 7년 정도 유지된다고 알려져 있어 굳이 이른 나이에 맞을 필요가 없는 것이다. 여기서 잠깐! 50대에 예방 접종을 하고 7년 정도 뒤에 예방 효과가 사라진다면 60대에 다시 맞아야 하는지 궁금할 수 있다. 하지만 현재 대상 포진 백신은 1회 접종이며, 재접종을 권고하지 않는다. 다만 재접종 시기에 대한 연구가 진행 중이므로 추후 권고안이 변경될 수도 있다.

대상 포진에 걸린 적이 있더라도 맞는 것이 좋다. 미국과 우리나라의 성인예방접종위원회에서도 대상 포진 병력과 무관하게 접종하도록 권고하고 있다. 다만, 대상 포진에 한 번 걸리면 2년 동안은 대상 포진 재발이 드물다는 연구 결과가 있어, 유럽에서는 대상 포진에 걸린 적이 있다면 1년 이후에 접종하도록 권하고 있다.

백신 구성 성분에 심한 알레르기 반응이 있었다면 맞지 않는 것이 안전하다. 또 고용량 스테로이드나 고용량의 면역 억제제를 복용하는 경우도 금기이다. 만약 다른 급성 질환을 치료 중일 때에는 해당 질환이 호전된 후 백신을 접종하는 것이 안전하다. 물론, 발열이 없는 가벼운 감기 증세 정도는 백신을 접종할 수 있다.

파상풍-디프테리아-(백일해) 백신
Tetanus-diphtheria-(acellular pertussis)

성인에게 접종할 수 있는 파상풍-디프테리아-(백일해) 백신 관련 예방 접종은 두 가지가 있다. 하나는 Tdap이고, 다른 하나는 Td이다. Tdap는 파상풍-디프테리아-백일해를 예방할 수 있는 백신이고, Td는 백일해가 빠진 파상풍-디프테리아를 예방할 수 있는 백신이다. 보통 자녀들이 임신을 하거나, 손자 또는 손녀가 태어날 때 백일해 예방 접종을 많이 한다.

백일해를 고려하지 않더라도 파상풍-디프테리아 백신(Td)은 여러 연구를 통해 사망률을 줄일 수 있고, 비용 대비 효과도 우수한 백신으로 증명되어 있다. 따라서 위암 경험자라면 챙겨서 접종해야 한다. 보통 가장 이상적인 예방 접종 스케줄은 어릴 때 백일해가 포함된 Tdap을 순차적으로 잘 맞고, 20세 이상의 성인이 되면 10년마다 Td를 정기적으로 맞는 것이다. 하지만 예방 접종을 잘 챙겨서 맞는 사람들은 거의 없다. 그래서 65세 이하의 위암 경험자들 중, 과거에 파상풍-디프테리아 예방 접종을 받은 적이 없거나, 기억이 나지 않는 경우 처음 1회는 백일해까지 예방되는 Tdap을 접종하고, 1~6개월 이후 Td를 접종하면 된다. 그리고 그 이후 10년마다 Td를 1회 접종하도록 하자.

B형 간염 백신 Hepatitis B

B형 간염은 항체가 있는 것이 정상이다. 만약 위암 경험자인데 B형 간염 항체가 없다면 3회 접종을 시행하는 것이 바람직하다. 보통 B형 간염 백신을 3회 접종 받으면 90%의 사람들이 항체가 생기는데, 시간이 지날수록 항체가 줄어든다. 다만 면역 기능이 정상인 사람은 측정 가능한 수준의 항체가 없더라도 면역 체계가 기억하고 있기 때문에 감염이 되어도 그 즉시 반응을 하여 B형 간염이 잘 생기지 않는다. 하지만 암 경험자의 경우는 고위험군이기 때문에 항체가 10mIU/mL 미만으로 확인되면 3회 접종을 시행해야 한다.

B형 간염 백신을 3회 접종하고도 항체가 여전히 10mIU/mL 미만인 경우가 있는데, 이를 '무반응자'라고 한다. 이 경우에는 다시 한 번 더 접종하고 항체가 생겼는지 확인해야 한다. 만약 여전히 생기지 않으면 최대 2번을 더 시행해서 총 6회를 접종해 볼 수 있는데, 그래도 안 생긴다면 더 이상 접종할 필요는 없다.

A형 간염 백신 Hepatitis A

50세 이전의 암 경험자라면 A형 간염 항체가 있는지 확인하고, 항체가 없다면 2회 백신 접종을 하도록 해야 한다. 만약 A형 간염에 걸렸다가 회복한 경우라면 평생 면역이 획득되었기 때문에 접종할 필요는 없다.

코로나19 백신 COVID-19

코로나 백신은 굳이 설명하지 않아도 잘 챙겨서 접종하리라 생각한다. 현재 코로나19 백신은 다른 백신과 동시 접종이 가능한 백신이므로 암 경험자라면 독감 백신과 폐렴 구균 백신 등 필수 백신과 함께 잘 챙겨서 접종하도록 하자.

여러 가지 백신을
동시 접종해도 될까?

동시 접종이라 함은 같은 날에 2개 이상의 백신을 서로 다른 부위에 접종하는 것을 말한다. 일반적으로 대부분의 예방 접종은 동시 접종이 가능하다. 즉, 동시 접종을 하더라도 예방 효과가 떨어지거나, 이상 반응이 증가하지는 않는다. 2개의 백신이라면 보통 오른팔, 왼팔에 하나씩 접종하고, 3개 이상이 되어 2개의 백신을 한쪽 팔에 함께 접종해야 할 때에는 국소 이상 반응을 구분할 수 있도록 1인치 (2.5cm) 이상 떨어뜨려 접종하도록 되어 있다.

위암 경험자에게 필요한 예방 접종 중,
동시 접종 하면 안 되는 경우는 없다

위암 경험자에게 필요한 예방 접종은 모두 동시 접종이 가능하다. 그런데 대상 포진 백신의 제품 설명서에 '23가 다당질 폐렴 사슬알균 백신과 동시 접종을 피하라'라고 써 있어서 동시 접종을 안 하는 경우가 있다. 이는 과거 연구에서 대상 포진 백신과 23가 폐렴 백신을 동시 접종한 경우가 1개월 간격을 두고 접종한 경우보다 항체가가 낮게 측정되었기 때문이었다. 하지만 최근 여러 연구에서 차이가 없는 것이 확인되어, 현재에는 미국 예방접종자문위원회 Advisory Committee on Immuni- zation Practices(ACIP) 뿐 아니라, 대한감염학회 성인 예방접종위원회에서도 동시 접종이 가능한 것으로 언급하고 있다.

CHAPTER 23

위암 경험자의 건강 검진

위암으로 위 절제술을 받은 경우, 약 5년간은 위 절제술 집도의 선생님이 위암의 재발이 없는지 주기적으로 검사를 실시한다. 따라서 위암의 재발을 막거나 조기에 발견하는 가장 좋은 방법은, 수술한 의사가 검사하라고 할 때 잘 하고, 검사 결과를 들으려 오라고 할 때 잘 가는 것이다. 하지만 우리나라에 있는 큰 병원들의 안타까운 점은 피도 뽑고, 원통에 들어가서 CT 촬영을 하는 등 수많은 검사들을 하지만, 정작 환자들에게 설명을 별로 해주지 않는 다는 것이다. 그래서 이번 장에서는 수술한 의사들이 어떤 근거로, 무슨 검사를 하고 있는지에 대해 이야기해 보도록 하겠다.

조기 위암의 경우
100명 중 1~2명은 재발한다

조기 위암으로 위 절제를 한 경우, 그중에서도 부분 절제를 한 경우에는 남아 있는 위 조직에서 위암이 재발하는 경우가 있다. 암 조직의 크기나 위치는 상관없지만, 조기 위암 중에서도 깊이가 깊은 경우, 림프절 전이가 있는 경우, 그리고 분화가 좋은 암일 경우 재발률이 높다. 물론 위암 환자가 이런 평가를 할 필요는 없다. 일반적인 부분 절제를 했다면 그 위험도에 따라 수술한 의사가 주기적으로 위내시경을 할 것이다.

주기적으로 위내시경을 하다 보면 헬리코박터균을 확인하는 검사를 함께 받게 된다. 헬리코박터균은 독특하게도 산성인 환경에서도 잘 살 수가 있다. 그래서 원위부 위 절제술을 받으면 헬리코박터균이 자연 박멸된다. 위산 분비가 별로 없기 때문이다. 하지만 유문 보존 위 절제술을 받았거나 내시경적 절제술을 받았다면 위산 분비가 유지되기 때문에 헬리코박터균이 발견되는 비율이 높다. 헬리코박터균을 제균하기 위한 항생제 복용은 쉽지 않지만, 성공한다면 위암 재발을 막을 수 있기 때문에 고생스럽더라도 항생제를 잘 복용해서 반드시 없애야 한다.

헬리코박터균 제균 항생제,
대충 먹어서는 성공할 수 없다

진료를 통해 헬리코박터균이 있다고 나오면 제균을 해서 위암 재발을 예방해야 한다. 우리나라에서 가장 최근에 개정된 헬리코박터균 치료 지침서는 〈한국인 헬리코박터 파일로리 감염 치료 근거 기반 임상진료지침 개정안 2020〉이다. 의사들은 개정된 지침서를 기반으로 항생제를 처방하는데, 의사마다 처방하는 방법이 조금씩 다를 수 있다. 왜냐하면 제균 치료를 시행할 때 사용 가능한 방법이 여러 가지가 있기 때문이다. 중요한 것은 받은 약을 꼬박꼬박, 또 정해진 시간에 거르지 않고 먹어야 성공할 수 있다는 것이다.

흔히 처음에 먹는 약은 하루 두 번, 10일간 먹는다. 항생제에는 보통 양성자 펌프 억제제를 함께 처방하는데, 이는 속을 보호할 뿐만 아니라 위의 산성 환경을 조금씩 중화해 헬리코박터균 입장에서 살기 척박한 땅으로 만들어 준다. 입으로 들어온 항생제는 혈액 속에 녹아 일정 농도가 된 뒤, 시간이 지나면 소변으로 배출된다. 이때 저녁에 약을 먹어서 혈중 항생제 농도를 높이는 것이 매우 중요하다. 10일간 혈중 항생제 농도가 충분히 높게 유지되어야 헬리코박터균이 죽기 때문이다. 속을 보호하는 보호제가 포함되어 있으므로, 식사를 거르더라도 반드시 같은 시간에 먹도록 하자.

위암 경험 후 새로운 암,
이차암이 생길 수 있다

대학 병원에 있다 보면 위암을 이겨낸 환자에게서 또 다른 암이 생기는 경우를 볼 때가 있다. 위암이 전이되어 생긴 암이 아니라, 완전히 새롭게 생기는 암이다. 이런 암을 이차 원발암Second primary cancer, 줄여서 이차암이라고 한다. 이차암은 암 치료 병력이 있는 사람에게 암 치료 이후에 원래 있었던 암과는 무관하게 새롭게 발생하는 두 번째 암을 뜻한다.

실제 연구에서도 암을 한 번이라도 겪은 사람이 암이 없었던 사람보다 암 발생 위험이 높다고 나와 있다. 이차암이 생기는 이유는 아주 다양하다. 위암을 유발하는 요인이 다른 암의 발병에 작용하기도 하고, 기존에 했던 음주와 흡연이 영향을 줄 수도 있다. 또 위암 경험 전후 영양이나 운동과 관련이 있기도 하다. 그리고 모든 암이 그렇듯 암 발생 관련 유전자 변이를 가지고 있는 경우도 있다.

위암 경험자가
조금 더 잘 생기는 이차암이 있다

아직 우리나라 위암 환자를 체계적으로 추적 관찰하여 어떤 암이 이차암으로 많이 생기는지 정리한 연구는 없다. 대신 우리나라처럼 위암 발생이 높은 일본의 연구 자료를 참고하면, 위암 경험자가 추후 어떠한 암 검진을 받아야 할지 힌트를 얻을 수 있다.

일본에서 발표한 위암 경험자 추적 관찰 관련 연구는 대표적으로 세 개 정도가 있다. 첫 번째 연구에서는 600명 가량의 위암 경험자를 10년간 추적 관찰한 결과, 2.4%는 남아 있는 위에서 암이 발생하는 잔위암이 발생하였고, 9.6%는 다른 부위에 이차암이 발생하였다는 것을 확인할 수가 있다. 두 번째 연구에서는 1,000명 가량의 위암 경험자를 추적 관찰하였는데, 5.0%에서 이차암이 발생한 것을 확인할 수 있었다. 이 연구에서는 발생하는 이차암의 종류도 정리해서 발표 하였는데, 폐암, 대장암, 식도암, 유방암, 잔위암, 간암, 췌장암, 전립 선암 순서였다.

마지막으로 가장 유명한 연구는 오사카 암 등록 자료를 이용한 연구이다. 가장 대규모 연구이고, 암이 없는 일반 인구 집단과 비교하여 더욱 체계적으로 검토한 자료라고 할 수 있다. 이 연구 결과, 일반 인구 집단에 비해 위암 경험자에게서 발생 위험이 높은 이차암은 갑상 선암, 식도암, 유방암(여성), 구강암, 대장암, 전립선암, 폐암, 콩팥·요 관·방광암 순서였다.

위암 경험자에게 발생하기 쉬운 이차암 종류

이차암	표준화 발생비	95% 신뢰구간
갑상선암	1.86	1.20~2.51
식도암	1.68	1.42~1.93
유방암 (여성)	1.63	1.34~1.91
구강암	1.54	1.22~1.86
대장암	1.40	1.28~1.51
전립선암	1.36	1.15~1.57
폐암	1.26	1.16~1.36

95% 신뢰 구간의 해석: 95% 신뢰 구간이 모두 1이 넘으면 통계적으로 위험도가 높다는 의미이다.
표준화 발생비의 해석: 갑상선암의 경우 표준화 발생비가 1.86이다. 이 말은 암이 없는 사람보다 위암을 경험한 사람이 갑상선암에 걸릴 확률이 86% 높다는 의미이다.

발생 위험이 높은
이차암을 관리하자

그렇다면, 암이 없는 사람보다 위암을 경험한 사람에게서 더 잘 발생하는 이차암은 어떻게 관리해야 할까? 가장 중요한 것은 해당 암을 예방할 수 있는 생활 습관을 챙기고, 혹여 생기더라도 조기에 발견할 수 있도록 건강 검진을 챙기는 것이다. 생활 습관 관련 부분은 따로 다루기로 하고, 여기서는 어떻게 건강 검진을 챙겨야 하는지 알아보자.

갑상선암 가족력이 있다면,
갑상선 초음파를 한 번은 받아보자

일반인들보다 위암 경험자들에게 더 잘 발생하는 첫 번째 암은 갑상선암이다. 갑상선암은 암이 없는 사람에게도 잘 생기는 암이지만, 위암을 경험한 사람들에게서 더 많이 발생한다. 갑상선암이 있는지 확인하는 가장 확실한 방법은 갑상선 초음파를 실시하는 것이다. 하지만 우리나라를 포함한 어느 나라에서도 갑상선암을 조기에 발견하기 위해 갑상선 초음파 실시를 권유하지는 않고 있다. 따라서 위암이 있었다고 무조건 정기적으로 갑상선 초음파를 실시할 필요는 없다. 하지만 위암 경험자들 중에서 갑상선암 가족력이 있는 경우라면, 종합검진 항목으로 갑상선 초음파를 추가해 보아도 좋다.

식도암의 조기 발견은
위내시경으로 가능하다

식도암은 보통 위내시경으로 조기 발견 가능하다. 위 부분 절제를 한 경우라면, 어차피 1년마다 위내시경을 하게 되므로 염려할 필요는 없다. 그러나 전절제를 한 경우라면, 위가 없기 때문에 5년의 암 중증 기간이 끝남과 동시에 위내시경을 한 번도 안 하는 경우가 있다. 하지만 식도를 한 번씩 확인하기 위해 2~3년에 한 번씩은 위내시경을 하는 것이 도움이 된다. 아울러 식도암 환자의 대부분은 술을 즐기는 사람이다. 반드시 금주를 실천하자. 가능하면 평생 동안.

대장암의 조기 발견은
대변 검사와 대장내시경으로 가능하다

대장암은 우리나라에서 급격히 증가하고 있는 암 중 하나이다. 특히 45세부터 대장암의 발생률이 증가한다. 현재 대장암 검진의 기본 검사는 분변잠혈 검사이며, 좀 더 정확한 검사는 대장내시경이다. 그러므로 검진 효과에 대한 근거가 불충분한 이중조영바륨관장술이나 CT 대장조영술은 할 필요가 없다. 분변잠혈 검사는 매년해서 확인하는데, 만 50세 이후부터는 국가 검진에서 무료로 할 수 있으므로 활용하면 된다. 대장내시경의 검진 주기는 대장내시경 소견에 따라 다음 주기가 정해진다. 그리고 80세 이후에는 받을 필요가 없다. 오히려 대장 기능이 떨어질 수 있기 때문이다.

유방암의 조기 발견은
유방 촬영과 유방 초음파로 가능하다

유방암은 실제 우리나라에서 증가하고 추세의 암이다. 그래서 40세 이상의 여성이라면 증상이 없어도 2년에 한 번 유방암 검진을 받는 것을 권고하고 있다. 유방 촬영 검사는 조기 유방암을 발견하는 데 효과적인 검사이다. 유방 초음파는 유방 촬영 검사를 시행하면서 보조적으로 활용할 수 있다.

담배를 태운 적이 있다면,
저선량 흉부 CT를 한 번은 받아보자

위암 수술 전에 흡연을 한 적이 있다면, 한 번 정도는 저선량 흉부 CT를 찍어 폐 상태를 검진하는 것이 도움이 된다. 폐암이나 폐병은 대체로 근육이 적은 사람들에게 잘 생기고, 빠르게 나빠질 수 있다. 만약 검사에서 폐결절이나 간유리음영이 나온다면 반드시 단백질 섭취를 잘 해야 한다. 또 담배를 태운 적이 없더라도 체중이 다시 빠지게 되면 저선량 흉부 CT를 포함하여 검사를 해 볼 필요가 있다.

머리부터 발끝까지
한 번에 다 보는 검사는 필요 없다

대개 암 경험자가 치료 후 일상생활을 하다가 체중이 감소하거나 어딘가 모르게 불편한 증상이 생기면 대부분 암의 재발이나 다른 암의 발생을 염려하여 '머리부터 발끝까지 다 찍어서 암세포가 있는지 확인할 수 있는 검사'를 하고 싶다고 이야기하는 경우가 있다. 실제 전신whole body 18F-fluorodeoxyglucose(18F-FDG) 양전자단층 촬영술Positron Emission Tomography(PET)은 여러 종류의 암에 반응하고, 비침습적으로 한 번에 전신을 검사할 수 있다는 점에서 검사를 진행해 주는 검진 센터도 있다. 그러나 무증상 성인의 암 검진을 위한 양전자단층 촬영에 대한 검사 권고는 국내외 모두 없다.

현재 PET/CT는 이미 암이 생겼을 때 그 암의 병기 결정, 치료 후 추적 관찰 및 예후 결정에 도움이 되는 것으로 알려져 있다. 하지만 암을 조기에 발견하기 위해 PET과 PET/CT를 할 필요는 없다. 일본에서 2006~2009년까지 총 155,456PET/CT 판독 결과를 분석한 결과, 가장 많이 진단되는 암의 종류는 갑상선암과 전립선암이었다. 이 두 가지 암은 방사선 노출이 없는 안전한 초음파로 확인할 수 있는 암이며, 심지어 전립선암은 피 검사로도 알 수 있는 암이기 때문에 PET/CT는 불필요한 검사라는 결론을 내렸다. 즉, PET/CT 검사가 암을 미리 찾아내는 능력이 거의 없다는 이야기이다.

더 큰 문제는 방사선 노출에 의한 위해危害이다. 자연 방사능은 연간 3.6 mSv 정도라고 알려져 있으며, CT 검사는 0.7~1.3mSv의 방사능을 노출시킨다고 알려져 있다. 반면, PET/CT는 10~25mSv의 방사능이 노출된다고 보고된 바 있으며, 이는 1회 검사만으로 7년치에 해당하는 자연 방사능에 한 번에 노출되는 수치이다. 그러나 이 PET 검사 1회 촬영 시 방사선 피폭량이 일반 X-ray의 200배에 해당

한다는 사실이 일반인들에게는 많이 알려져 있지 않다. 또한 검사가 끝난 후에도 환자의 몸에서 미량의 방사선이 나오게 되고, 3시간 정도가 경과한 후 대부분 없어지게 되는데, 이에 대한 환자 교육도 미미한 실정이다. 일부에서는 PET 검사가 전신의 모든 암을 발견할 수 있다는 잘못된 믿음을 가지고 있는데, 절대 필요하지 않은 검사라는 것을 잊지 말자.

고혈압, 당뇨, 고지혈증이 생기지 않는지 정기 검진하자

국내 암 경험자들의 사망 원인에서 암을 제외한 나머지는 대부분이 심뇌혈관 질환 아니면 당뇨이다. 발생 요인으로는 유전적 요인, 생활 습관 요인, 기존 만성 질환 등 다양하다. 따라서 위암 경험 후 적어도 1년에 한 번씩 공복 혈당 검사를 해 볼 필요가 있다. 보통 위암 수술 직후에는 살이 빠지기 때문에 수술 전에 있던 당뇨도 개선되어 약을 안 먹게 된다. 하지만 5년 이상 지난 위암 경험자들은 당뇨가 다시 생길 수도 있다. 또 일단 발병하면 꽤 빠르게 나빠질 수 있는데, 이유는 근육이 없기 때문이다. 고혈압과 고지혈증도 마찬가지이다. 수술 직후 개선되더라도 5년 이후에는 나빠질 수 있기 때문에 정기 검진이 반드시 필요하다.

마지막으로 설마 술, 담배
안 하시지요?

"술 드세요?"

5년 정도 지난 위암 경험자들에게 물어보면, 조금씩 먹는다고 이야
기하는 경우가 많다. 특히 남자 위암 경험자들 중에는 반주로 막걸리
를 즐기는 사람들이 꽤나 많다. 막걸리는 위암 경험자에게 최악의 술
이다. 왜냐하면 막걸리를 먹는 순간 식사량이 급격하게 줄어 술에 취
해 있지 않은 시간은 늘 기력이 없고 힘들기 때문이다. 세계보건기구
산하 국제암연구소(IARC)에서는 알코올을 1급 발암 물질로 지정하고
있다. 암 경험자가 음주를 지속할 경우 원발암의 재발이나 이차 원발암
발생 위험이 올라간다. 술은 당연히 한 방울도 먹지 않는다고 생각해야
하며, 그렇게 결심을 해야 한다. 위암 수술을 진행한 교수님이 '조금
씩 먹는 것은 괜찮다고 했는데?'라고 생각할 수 있다. 그래서 그 양이
나 횟수가 늘지 않고 늘 조금만 먹고 있는가? 아니다. 1년에 한 번 먹
던 술이 6개월에 한 번이 되었다가 3~4년이 지나면 매주 한 번이 되
고 매일이 된다. 또한 먹는 양 역시 한입만 먹다가 한잔이 되고 한 병
이 된다. 술을 시작해서 양이 줄어드는 경우는 체력이 안 될 때이다.
　가끔 적당히 마시는 건 심장에 좋다고 들었다는 환자들이 있다. 하지
만 연구에서 술을 안 먹는 사람들 중에는 병을 진단받아 술을 마시지 않
게 된 사람들이 포함되어, 오히려 적당량의 술을 마시는 사람들이 건

강할 수 있는 것이다. 필자가 직접 수행한 연구 결과를 하나 소개하고
자 한다. 대장암 경험자들을 대상으로 음주와 심혈관 질환 관계를 관
찰한 연구였는데, 정적 음주가 심혈관 질환의 발생 위험을 낮추지 못
하였다.

홉연 또한 원발암 치료 효과 감소, 치료 중 부작용 증가, 원발암으
로 인한 사망률 증가, 암 경험자 상태에서 만성 질환 및 심혈관 질환
위험 증가, 이차 원발암 발생 증가 등 여러 연구를 통해 좋지 않다는
것이 일관되게 보고되고 있다. 따라서 무슨 일이 있어도 담배는 피우
지 않아야 한다.

환자와 가족이 함께 할 수 있는
식단 레시피

수술 후 퇴원까지 식사

수술 당일부터 수술 후 3일까지

물을 포함해서 완전한 금식

수술 후 4일 이후

가스가 나오면 (장 운동이 시작되면) 식사 진행: 물, 미음, 죽식

주요 식사 원칙

1. 주는 것만 먹는다.

2. 조금씩 자주 먹는다.

3. 미음부터 씹어서 삼키는 습관을 들인다.

퇴원 후 첫 외래까지 식사

보통 퇴원할 때 첫 외래를 2~3주 뒤로 잡아준다.

이제부터 주치의는 나 자신!

주요 식사 원칙

1. 식사는 죽식이 기본이다.

   ▶ 퇴원 후 1주째(수술 후 2주째): 부드러운 죽이 주식

   ▶ 퇴원 후 2주째(수술 후 3주째): 된죽이 주식

2. 반찬은 부드럽고 양념이 적은 단백질 반찬과 찜채소

   ▶ 두부, 계란, 생선살, 부드러운 육고기 반찬, 찜채소

   ▶ 퇴원 2주째부터 으깬 감자나 카스텔라 가능

3. 천천히 꼭꼭 씹어서 먹고, 소화에 부담을 줄이도록 소량씩 자주
   먹자.

4. 물을 꼭 잘 챙겨 먹자.

주의해야 하는 식품

섬유질이 많은 식품, 말린 채소나 과일

   ▶ 채소: 도라지, 더덕, 고구마순, 미나리

   ▶ 과일: 과일들의 껍질, 감, 곶감, 대추, 파인애플

   ▶ 잡곡: 팥, 현미, 보리

가능한 안 먹으면 좋은 식품

- 튀김 요리

- 가공 식품(탄산음료, 아이스크림, 과자)

- 케익, 도너츠, 샌드위치, 잼을 바른 빵

  ▶ 카스텔라가 가장 속이 편함

수술 후 1개월 이후 식사

먹는 양을 조금씩 늘려가는 시기

새로운 식품을 하나씩 시도하는 시기

주요 식사 원칙

1. 밥을 주식으로 할 수 있다.

2. 밥과 함께 양념을 많이 사용하지 않은 부드러운 단백질 반찬과 찜 채소 반찬을 먹자.

3. 수술 2개월 이후부터 질감이 거칠고, 섬유질이 많은 식품을 하나 씩 시도해 본다.

4. 천천히 꼭꼭 씹어 먹는 것은 죽을 때까지 실천해야 하는 습관이다.

5. 한 번에 먹는 양이 늘 때까지 자주 먹자.

6. 의식적으로 물을 챙겨 마시자.

7. 떡과 면 요리는 소량만 먹고, 단백질 반찬과 함께 먹어야 한다.

부드러운 단백질 음식

단백질을 많이 먹고 싶지만 실상 소화가 잘 되지 않아 어려운 경우가 있다. 이때에는 단백질 급원 식품 중에서 부드러운 단백질을 먹으면 된다. 보통 이유식에서 사용하는 식재료를 활용하면 된다. 고기를 갈아서 만드는 떡갈비나 고기완자, 샤브샤브, 닭조림, 대구지리, 복지리, 꽃게살, 연두부나 순두부, 계란찜 등을 활용할 수 있다. 또 고기를 이용할 때 힘줄이 있으면 제거하고 조리해야 먹기 수월하다.

조리법이 관건

찜이나 구이로 반찬을 만들어서 먹어보자. 같은 고기라도 전 요리나 튀김 요리로 해서 먹기보다는 찜이나 구이(전 요리보다 기름을 덜 쓰는 것)를 해서 먹는 것이 좋다. 단, 수육을 먹을 때 국물은 먹지 않는 것이 소화에 도움이 된다.

가족과 함께 먹을 수 있는 위암 경험자 건강식

위암 수술 후 2-3개월이 지나면 딱히 피해야 할 음식은 없다. 다만 양을 적게, 그리고 천천히 꼭꼭 씹어 먹어야 한다. 수술 전처럼 과식을 하거나 질긴 음식을 대충 씹어 넘기면 반드시 고생을 하게 되어 있다. 부드러운 단백질 급원 식품을 이용하여 찜 요리를 하면 누구나 먹을 수 있는 맛있는 식사가 된다. 위암 경험자는 싱겁게 먹는 것이 좋으므로 양념은 가능한 서로 다르게, 드레싱을 이용해서 맞추도록 하자.

식재료 본연의 맛을 즐기는 주물무쇠냄비를 이용한 물 없는 찜 요리

주물무쇠냄비를 이용해서 다양한 찜 요리를 해 보자. 주물무쇠냄비를 이용하면 식재료 자체의 수분을 이용할 수 있어 추가로 물을 넣지 않고도 맛있는 요리가 가능하다. 추가로 물을 넣지 않는다는 것은 맛을 내기 위해 추가 양념이 필요없었다는 말이다. 위암 경험자에게 꼭 필요한 조리법이 되겠다. 당연히 암이 없는 사람들도 건강식으로 즐길 수 있는 요리이다.

주물무쇠냄비 요리 순서

1. 중불에 기름을 두르고 달군다.
2. 식재료를 적당한 크기로 잘라 넣는다. 주걱으로 재료들을 대충 볶는다. 뚜껑을 열고 볶을 때는 물이나 소금은 넣지 않는다.
3. 소금을 1/2 작은 술 정도 뿌려주고 뚜껑을 덮는다.
   - ▶ 약간의 소금이 식재료에서 수분이 빠져나오게 만들어 식감이 더 촉촉해진다.
   - ▶ 주물무쇠냄비에 50~80% 정도 식재료가 차야 뚜껑을 닫고 조리할 때 증기가 순환하면서 골고루 익는다. 식재료가 너무 적으면 바닥이 타고 위는 익지 않게 된다.
4. 재료에 따라 찌는 시간을 조절하자(다음 재료 소개편 참고).
5. 불을 끄고 뜸을 드린다. 남아 있는 열에 의해 식감이 더 부드러워진다.

물이 없는 찜 요리, 위암 경험자에게 좋은 식재료

양파, 대파, 무

- 양파는 어떻게 잘라 넣어도 맛있다. 부드러운 맛을 즐기고 싶다면 얇게 썰어 넣고, 아삭한 맛을 즐기고 싶다면 2-4등분으로 큼직큼직하게 썰어 이용한다.
- 파는 손가락 반마디 크기로 잘라서 넣어준다.
- 무는 껍질을 벗기고, 대충 먹기 좋게 자르면 끝!
- 양파, 대파, 무 모두 수분이 잘 나오는 대표적인 채소이며, 익으면 단맛이 나서 다른 재료와 잘 어울린다.
- 처음에 기름으로 두르고 볶다가 찜 요리로 익히면 깊은 맛을 느낄 수 있다.
- 특유의 향까지 더해져 어떤 음식을 만들든지 맛이 살아난다.

버섯

- 버섯은 의외로 단백질이 많이 함유되어 있어 위암 경험자들이 즐겨 먹으면 좋을 식재료이다.
- 표고버섯, 만가닥버섯, 팽이버섯, 양송이버섯, 새송이버섯 등등 철따라 시장에서 싸게 나온 버섯을 사서 먹어보자.
- 위암 경험자에게 단백질 섭취는 필수적인데, 고기를 먹지 않아서 고생을 하는 경우가 많다. 그럴때는 각종 버섯을 통해 식물성 단백질을 채워보자.

토마토, 방울토마토

- 토마토는 익으면 익을수록 단맛과 신맛이 살아난다.
- 양념처럼 흐물흐물하게 익히려면 작은 크기로 썰어주고, 모양을 살리려면 2~4등분으로 큼직큼직하게 썰어 이용한다.

배추, 양배추

- 푹 삶고 싶다면 큼직큼직하게 썰고, 볶음 요리로 만든다면 좀 더 작게 썰어준다.
- 배추와 양배추도 익으면 익을수록 달달하다.
- 특히 위를 편안하게 해 주는 채소들이므로 다양하게 즐겨보자.

브로콜리

- 조각조각내서 찜 요리를 하면 아삭한 식감을 즐길 수 있다.

감자, 당근, 파프리카, 피망

- 달리 설명이 필요 없는 재료들. 깍둑썰기로 준비해 넣어주면 끝.
- 특히 감자는 익힌 후 으깨 먹으면 속이 편안해진다.

어패류

- 다양한 조개들로 찜 요리를 하면 어떠한 양념이 없어도 감칠맛이 난다.
- 토막 생선은 5분 이내, 통째로 넣는 경우 10-15분 정도 쪄 준다.

찜 요리 시간이 길어지면 살이 단단해져 식감이 떨어진다.

육류

- 위암 경험자들에게 고기를 먹으라고 하면 '기름진 고기랑 냄새가 싫다.'고 하는 경우가 있다. 그러나 닭 가슴살과 돼지고기 앞다리 살 또는 뒷다리 살을 이용하면 기름지지 않게 고기를 즐길 수 있다. 이렇게 고기를 먹을 수 있게 되면 닭다리, 돼지고기 목살과 삼겹살을 즐길 수 있게 된다.
- 소고기는 비싸지만, 종종 활용하면 별미가 된다. 사태나 안심 부위는 기름이 적고 담백한 맛을 즐길 수 있다. 푹 익히는 찜 요리에 제격이다.
- 단, 조리 시간이 30분~1시간으로 길다. 조리가 귀찮다면 살짝 구워서 야채찜에 곁들어 먹어보자.

기본 야채찜

야채만으로 이런 맛이!

재료(2인분)

양파 1개, 모듬 버섯 100g, 당근 반쪽, 소금 조금(1/3 ~ 1/2 작은술),
후추 조금

조리

1. 주물무쇠냄비에 올리브유를 두르고 양파를 굴려가며 굽는다.
2. 구운 양파로 바닥을 깔고, 그 위에 당근과 각종 버섯을 올린다.
   ▶ 50% 이상 재료가 담겨야 잘 익는다.
3. 소금을 조금 뿌린다. 그런데 안 뿌려도 맛있다.
4. 냄비 뚜껑으로 증기가 나오면 약불로 줄여 10분간 더 가열한다.
5. 불을 끄고 남은 열이 식을 때까지 뜸을 들인다.
6. 접시에 담아낸다. 후추를 예쁘게 뿌려주자.

생선찜

생선살이 입에서 살살 녹다니!

재료(2인분)

생선 2토막(120g), 조개(100g), 마늘, 토마토, 올리브유, 소금, 파슬리

조리

1. 냄비에 올리브유를 두르고 저민 마늘을 넣어 약불에 볶아 익힌다.
2. 마늘향이 올라오면 조개를 넣고 중불에 익힌다.
3. 그 위에 토막낸 생선과 토마토를 넣은 뒤 뚜껑을 덮는다.
4. 뚜껑 틈새로 증기가 나오면 약불에 3~5분 더 가열한다.
5. 불을 끄고 남은 열로 잠시 뜸을 들인 뒤 확인해 보자.
6. 국물이 자작하게 나왔다면 끝.
7. 그릇에 담을 때 엑스트라버진 올리브유와 파슬리를 뿌리면 더 깊은 맛을 느낄 수 있다.

* Ahn E, Shin DW, Cho SI, Park S, Won YJ, Yun YH. *Suicide rates and risk factors among Korean cancer patients*, 1993-2005. Cancer Epidemiol Biomarkers Prev. 2010;19(8):2097-2105.

* Brix G, Lechel U, Glatting G, Ziegler SI, Münzing W, Müller SP, et al. *Radiation exposure of patients undergoing whole-body dual-modality 18F-FDG PET/CT examinations.* J Nucl Med 2005; 46: 608-13.

* Calle EE, Rodriguez C, Walker-Thurmond K, Thun MJ. *Overweight, obesity, and mortality from cancer in a prospectively studied cohort of US adults.* New England Journal of Medicine 2003; 348: 1625-38.

* Campbell KL, Winters-Stone KM, Wiskemann J, May AM, Schwartz AL, Courneya KS, et al. *Exercise guidelines for cancer survivors: consensus statement from international multidisciplinary roundtable.* Medicine & Science in Sports & Exercise 2019; 51: 2375-90.

* Carver JR, Shapiro CL, Ng A, Jacobs L, Schwartz C, Virgo KS, et al. *American Society of Clinical Oncology clinical evidence review on the ongoing care of adult cancer survivors: cardiac and pulmonary late effects.* Journal of Clinical Oncology 2007; 25: 3991-4008.

* Cho J, Smith K, Choi EK, et al. *Public attitudes toward cancer and cancer patients: a national survey in Korea.* Psychooncology. 2013;22(3):605-613.

* Cohen EE, LaMonte SJ, Erb NL, Beckman KL, Sadeghi N, Hutcheson KA, et al. *American Cancer Society head and neck cancer survivorship care guideline.* CA: a cancer journal for clinicians 2016; 66: 203-39.

* Dikshit RP, Boffetta P, Bouchardy C, Merletti F, Crosignani P, Cuchi T, et al. *Lifestyle habits as prognostic factors in survival of laryngeal and hypopharyngeal cancer: a multicentric European study.* International journal of cancer 2005; 117: 992-5.

* Do K-A, Johnson MM, Doherty DA, Lee JJ, Wu XF, Dong Q, et al. *Second primary tumors in patients with upper aerodigestive tract cancers: joint effects of smoking and alcohol (United States).* Cancer Causes & Control 2003; 14: 131-8.

* Dong C, Hemminki K. *Second primary neoplasms in 633,964 cancer patients in Sweden, 1958-1996.* International journal of cancer 2001; 93: 155-61.

* Donin N, Filson C, Drakaki A, Tan HJ, Castillo A, Kwan L, et al. *Risk of second primary*

malignancies among cancer survivors in the United States, 1992 through 2008. Cancer 2016:
122: 3075-86.

• El-Shami K, Oeffinger KC, Erb NL, Willis A, Bretsch JK, Pratt-Chapman ML, et al.
American Cancer Society colorectal cancer survivorship care guidelines. CA: a cancer journal for
clinicians 2015: 65: 427-55.

• Ewertz M, Jensen MB, Gunnarsdottir KA, Hojris I, Jakobsen EH, Nielsen D, et al. *Effect of
obesity on prognosis after early-stage breast cancer.* J Clin Oncol 2011: 29: 25-31.

• *Guidelines for managing insomnia in palliative care, Cheshire and Merseyside Palliative and End
of Life Care Network Audit Group Standards and Guidelines for the Management of Insomnia in
Palliative Care.* 2014.

• Ha Kyoung Kim M, PhD, Jong-Heun Kim M, PhD. *Pharmacological Treatment for Sleep
Disturbance in Patients with Cancer : A Systematic Review.* J Korean Neuropsychiatr Assoc.
2010:49:26-36.

• Hyun-Young Shin, Byung Wook Yoo. *Updates of adult immunization in Korea.* Journal of the
Korean Medical Association. 2020:63(2):128-134.

• Ibrahim EM, Al-Homaidh A. *Physical activity and survival after breast cancer diagnosis: meta-
analysis of published studies.* Med Oncol 2011: 28: 753-65.

• Ikeda Y, Saku M, Kishihara F, Maehara Y. *Effective follow-up for recurrence or a second primary
cancer in patients with early gastric cancer.* Journal of British Surgery. 2005:92(2):235-239.

• Jee SH, Ohrr H, Sull JW, Yun JE, Ji M, Samet JM. *Fasting serum glucose level and cancer risk
in Korean men and women.* Jama 2005: 293: 194-202.

• Jeffrey A. Meyerhardt M, MPH, Donna Niedzwiecki P, Donna Hollis M, Leonard B. Saltz M,
Frank B. Hu M, PhD, Robert J. Mayer M, et al. *Association of Dietary Patterns With Cancer
Recurrence and Survival in Patients With Stage III Colon Cancer.* JAMA 2007: 298: 754-64.

• Jeong S, Lee G, Choi S, Kim KH, Chang J, Kim K, et al. *Association of physical activity with
stroke among long-term colorectal cancer survivors.* Journal of Cancer Survivorship 2021.

• Ji In Chung. *Cancer screening with PET and PET/CT in apparently healthy subjects: Yonsei
University: 2010.*

• Lee G, Jeong S, Choi S, Kim KH, Chang J, Kim SR, et al. *Associations between alcohol
consumption and cardiovascular disease among long-term survivors of colorectal cancer: a
population-based, retrospective cohort study.* BMC Cancer 2021: 21: 710.

- Lenihan DJ, Cardinale DM. *Late cardiac effects of cancer treatment*. Journal of Clinical Oncology 2012; 30: 3657-64.

- Lustberg MB, Reinbolt RE, Shapiro CL. *Bone health in adult cancer survivorship*. Journal of clinical oncology 2012; 30: 3665-74.

- Minamimoto R, Senda M, Jinnouchi S, Terauchi T, Yoshida T, Murano T, et al. *The current status of an FDG-PET cancer screening program in Japan, based on a 4-year (2006-2009) nationwide survey*. Annals of nuclear medicine 2013; 27: 46-57.

- Ministry of Health and Welfare of Korea, Korea Central Cancer Registry, National Cancer Center. *Annual report of cancer statistics in Korea in 2018*. 2020.

- Morin RL, Gerber TC, McCollough CH. *Radiation Dose in Computed Tomography of the Heart*. Circulation 2003; 107: 917-22.

- Muliawati Y, Haroen H, Rotty LWA. *Cancer Anorexia-Cachexia Syndrome*. Acta Medica Indonesiana. 2012;44.

- National Cancer Center. *Management of cancer survivors*: National Cancer Center; 2015.

- Nielsen SF, Nordestgaard BG, Bojesen SE. *Associations between first and second primary cancers: a population-based study*. CMAJ : Canadian Medical Association journal, 2012; 184: E57-E69.

- Park SM, Lim MK, Shin SA, Yun YH. *Impact of prediagnosis smoking, alcohol, obesity, and insulin resistance on survival in male cancer patients: National Health Insurance Corporation Study*. J Clin Oncol. 2006;24(31):5017-5024.

- Park SM, Yun YH, Kim YA, Jo M, Won YJ, Back JH, et al. *Prediagnosis Body Mass Index and Risk of Secondary Primary Cancer in Male Cancer Survivors: A Large Cohort Study*. J Clin Oncol 2016; 34: 4116-24.

- Paull DE, Updyke GM, Baumann MA, Chin HW, Little AG, Adebonojo SA. *Alcohol abuse predicts progression of disease and death in patients with lung cancer*. The Annals of thoracic surgery 2005; 80: 1033-9.

- Piano MR. *Alcohol's effects on the cardiovascular system*. Alcohol research: current reviews 2017; 38: 219.

- Pierce JP, Stefanick ML, Flatt SW, Natarajan L, Sternfeld B, Madlensky L, et al. *Greater Survival After Breast Cancer in Physically Active Women With High Vegetable-Fruit Intake Regardless of Obesity*. J Clin Oncol 2007; 25: 2345 -51.

- Piercy KL, Troiano RP, Ballard RM, Carlson SA, Fulton JE, Galuska DA, et al. *The physical activity guidelines for Americans*. Jama 2018; 320: 2020-8.

- Resnick MJ, Lacchetti C, Bergman J, Hauke RJ, Hoffman KE, Kungel TM, et al. *Prostate cancer survivorship care guideline: American Society of Clinical Oncology clinical practice guideline endorsement*. Journal of Clinical Oncology 2015; 33: 1078-85.

- Rogers C. *Postgastrectomy nutrition*. Nutrition in Clinical Practice 2011; 26: 126-36.

- Runowicz CD, Leach CR, Henry NL, Henry KS, Mackey HT, Cowens-Alvarado RL, et al. *American cancer society/American society of clinical oncology breast cancer survivorship care guideline*. CA: a cancer journal for clinicians 2016; 66: 43-73.

- Sánchez L, Lana A, Hidalgo A, Rodríguez JM, Del Valle MdO, Cueto A, et al. *Risk factors for second primary tumours in breast cancer survivors*. European Journal of Cancer Prevention 2008; 17: 406-13.

- Schöder H, Gönen M. *Screening for cancer with PET and PET/CT: potential and limitations*. J Nucl Med 2007; 48 Suppl 1: 4s-18s.

- Seto Y, Nagawa H, Muto T. *Prognostic significance of non-gastric malignancy after treatment of early gastric cancer*. Journal of British Surgery. 1997;84(3):418-421.

- Shapiro CL. *Cancer survivorship*. New England Journal of Medicine 2018; 379: 2438-50.

- Shin DW, Ahn E, Kim H, Park S, Kim YA, Yun YH. *Non-cancer mortality among long-term survivors of adult cancer in Korea: national cancer registry study*. Cancer Causes Control. 2010;21(6):919-929.

- Tabuchi T, Ito Y, Ioka A, Miyashiro I, Tsukuma H. *Incidence of metachronous second primary cancers in Osaka, Japan: Update of analyses using population-based cancer registry data*. Cancer Science. 2012;103(6):1111-1120.

- The Korean Society of Unfectious Diseases. 〈2019년 대한감염학회 권장 성인예방접종표〉. https://www.ksid.or.kr/data/sub07.html. Published 2019. Accessed2021.

- Yoo SH, Lee JA, Kang SY, Kim YS, Sunwoo S, Kim BS, et al. *Risk of osteoporosis after gastrectomy in long-term gastric cancer survivors*. Gastric Cancer 2018; 21: 720-7.

- 국가암정보센터. http://www.cancer.go.kr.

- 국립암센터. 〈암경험자 건강관리 가이드(의료진용)〉. 2015.

- 대한감염학회, 성인예방접종위원회. 〈의료인을 위한 안전한 성인예방접종 FAQ〉. Accessed 2021.

- 대한감염학회. 〈2012 대한감염학회 권장 성인예방접종표〉. 2012.
- 보건복지부, 한국영양학회. 〈2020 한국인 영양소 섭취기준〉. 2020.
- 삼성서울병원. 〈환자와 보호자를 위한 안내서-위암과 치료를 위한 안내〉. 2016.
- 양한광. 〈위암〉. 서울대학교출판문화원. 2013.
- 연세 세브란스병원 위암클리닉, 연세 세브란스병원 영양팀, CJ프레시웨이l싸이프레스. 〈위암 수술 후 식사 가이드〉. 2011.
- 최정희, 임은영, 권영혜, 박성연, 최윤희. 〈위암 환자를 위한 요리닥터〉. 대가. 2010.

Foreign Copyright:
Joonwon Lee
Address: 3F, 127, Yanghwa-ro, Mapo-gu, Seoul, Republic of Korea
        3rd Floor
Telephone: 82-2-3142-4151, 82-10-4624-6629
E-mail: jwlee@cyber.co.kr

Save the Family
우리 가족 위암에서 구해내기

2022. 5. 20. 1판 1쇄 인쇄
2022. 5. 30. 1판 1쇄 발행

지은이 | 이경실
펴낸이 | 최한숙
펴낸곳 | **BM 성안북스**
주소 | 04032 서울시 마포구 양화로 127 첨단빌딩 3층(출판기획 R&D 센터)
      | 10881 경기도 파주시 문발로 112 파주 출판 문화도시(제작 및 물류)
전화 | 02) 3142-0036
     | 031) 950-6378
팩스 | 031) 955-0808
등록 | 1978. 9. 18. 제406-1978-000001호
출판사 홈페이지 | **www.cyber.co.kr**
이메일 문의 | smkim@cyber.co.kr
ISBN | 978-89-7067-417-9 (03510)
정가 | 15,000원

이 책을 만든 사람들
책임 | 최옥현
기획 · 편집 · 진행 | 김상민
본문 · 표지 디자인 | 이승욱 지노디자인
홍보 | 김계향, 이보람, 유미나, 서세원, 이준영
국제부 | 이선민, 조혜란, 권수경
마케팅 | 구본철, 차정욱, 오영일, 나진호, 강호묵
마케팅 지원 | 장상범, 박지연
제작 | 김유석

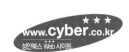

■ 도서 A/S 안내

성안당에서 발행하는 모든 도서는 저자와 출판사, 그리고 독자가 함께 만들어 나갑니다.
좋은 책을 펴내기 위해 많은 노력을 기울이고 있습니다. 혹시라도 내용상의 오류나 오탈자 등이
발견되면 "좋은 책은 나라의 보배"로서 우리 모두가 함께 만들어 간다는 마음으로 연락주시기
바랍니다. 수정 보완하여 더 나은 책이 되도록 최선을 다하겠습니다.
성안당은 늘 독자 여러분들의 소중한 의견을 기다리고 있습니다. 좋은 의견을 보내주시는 분께는
성안당 쇼핑몰의 포인트(3,000포인트)를 적립해 드립니다.
잘못 만들어진 책이나 부록 등이 파손된 경우에는 교환해 드립니다.